DIE GESCHLECHTSKRANKHEITEN ALS STAATSGEFAHR UND DIE WEGE ZU IHRER BEKÄMPFUNG

VON

PROFESSOR DR. ERNST FINGER
VORSTAND DER KLINIK FÜR SYPHILIDOLOGIE UND DERMATOLOGIE DER UNIVERSITÄT WIEN

SPRINGER-VERLAG WIEN GMBH 1924

ISBN 978-3-662-39371-0   ISBN 978-3-662-40426-3 (eBook)
DOI 10.1007/978-3-662-40426-3

INHALTSVERZEICHNIS

Die Frage der Bekämpfung der Geschlechtskrankheiten, seit langem
auf der Tagesordnung, hat durch den Krieg und die mit diesem zusammenhängende Zunahme dieser Erkrankungen neuerlich besondere
Aktualität erhalten. Die große Öffentlichkeit, die Sanitätsorgane, die
verantwortlichen Kreise führen Diskussionen, ohne daß allem Anschein
nach bei uns und in Deutschland diese letzteren sich zu Entschlüssen
aufraffen können, die in den nordischen Ländern zum Teil schon vor
längerer Zeit gefaßt wurden. Eine lebhafte Erörterung der Zweckmäßigkeit der Überwachung der Prostitution, die seit 50 Jahren Anhänger und Gegner derselben, die sogenannten Reglementaristen und
Abolitionisten in Atem hält, erweckt den Anschein, als ob gerade
diese Maßregel die wichtigste Waffe bei Bekämpfung der Geschlechtskrankheiten wäre, oder als solche angesehen würde. Derjenige aber,
der der Frage historisch nachgeht, wird mit Erstaunen wahrnehmen,
daß die Grundsätze, welche zur Überwachung der
Prostitution, beziehungsweise Bekämpfung der Geschlechtskrankheiten vor mehr als hundert Jahren
aufgestellt wurden, die gleichen waren, wie wir sie
heute aufstellen, daß sich aber der Durchführung derselben damals die gleichen Schwierigkeiten entgegenstellten wie jetzt. Wenn wir von den ältesten Maßregeln,
dem Erlaß der Königin Johanna I. beider Sizilien für das Bordell in
Avignon (1347), der Bordellvorschrift des Bischofs von Winchester
(1162) ebenso von den Bordellordnungen von Straßburg (1388), Zürich
(1413), Luzern (1469), Berlin (1700) absehen, so verdienen volle Beachtung die Äußerungen des Wiener Arztes Johann Peter Frank,
der verlangt, „daß alle von dem venerischen Übel kennbarlich angesteckten Manns- und Weibspersonen durch genaue Obsicht und vorgenommene Untersuchung von allem Umgang mit einander so lange
abgehalten würden, bis dieselben durch eine gänzliche Herstellung
wegen zu befürchtender Folgen auf sie selbst und auf die Früchte

ihres Umganges alle mögliche Sicherheit zu geben im Stande seien"
Nach verschiedenen mißlungenen Versuchen in den letzten Jahrzehnten
des 18. Jahrhunderts wurde 1828 die Reglementierung, die
Einschreibung und sanitäre Überwachung der Prostituierten in Frankreich eingeführt. Wenn wir uns nach den Grundsätzen, die dabei lei-
tend waren, umsehen, so finden wir als solche: den Untersuchungszwang für alle Krankheitsverdächtigen, die Verpflichtung der Ärzte,
die krank Befundenen der Polizeibehörde anzuzeigen, die Behandlungsverpflichtung, den Behandlungszwang für die Kranken, also Grundsätze,
über die auch heute eine lebhafte Diskussion geführt wird. Ja, wir
sehen noch eines, daß die Bemühung bestand, diesen
Grundsätzen für die Bekämpfung der Geschlechtskrankheiten für die ganze Bevölkerung Geltung zu
verschaffen. So wurde die auf denselben Grundsätzen basierende
regelmäßige Untersuchung des Militärs 1815 in den meisten Heeren
der europäischen Staaten eingeführt.

Schon der internationale Hygiene-Kongreß in Brüssel 1862
verlangte zur Bekämpfung der Geschlechtskrankheiten nicht nur
administrative, sondern auch legislative Maßnahmen, unter anderen
spezielle Vormundschaft zugunsten der Kinder, deren Eltern oder
Vormünder die Korruption fördern. Der erste internationale medizinische Kongreß in Paris 1867 knüpfte an die Beschlüsse des Brüsseler
Hygiene-Kongresses an und beauftragte eine aus seiner Mitte gewählte
Kommission mit der Abfassung eines Berichtes über die internationale
Prophylaxis der venerischen Krankheiten. Dieser Bericht wurde von
dem Berichterstatter Crocq (Brüssel) und Rollet (Lyon) dem zweiten
internationalen medizinischen Kongreß in Florenz (1869) erstattet
und schließt mit einen Appell an den Minister des Äußern in Paris,
womit die Einberufung einer internationalen Kommission beantragt
wird, deren Aufgabe die Festsetzung in allen Ländern gül-
tiger, gleichförmiger gesetzlicher Vorschriften gegen
die Verbreitung der venerischen Krankheiten sein soll. Man beabsich-
tigte damit, gegen die Geschlechtskrankheiten in dem nämlichen Sinne
vorzugehen, wie es in den internationalen Kommissionen bezüglich der
Pest, des Gelben Fiebers, der Cholera in Paris und Konstantinopel
(1851 und 1863) schon geschehen war.

Der Bericht (s. Archiv f. Dermatologie und Syphilis I. Bd., 1869)
stellt zwar die sanitäre Überwachung der Prostitution an die Spitze,
ist aber weit entfernt, sich auf diese zu beschränken. So sagt derselbe

an einer Stelle, England täte am besten, wenn es die am 11. Juni 1866 erlassene „Act for the better prevention of contagious diseases at certain naval and military stations", welche Zwangsuntersuchung und Zwangsbehandlung für Militär und Prostituierte in einer Reihe von Garnisonsorten gesetzlich anordnen, auf den ganzen bürgerlichen Teil der Bevölkerung ausdehnen würde. Der Bericht bespricht die Untersuchung der Männer, verwirft die Anschauung, daß es genüge, die venerischen Krankheiten bei einem Geschlecht allein zu ersticken, verlangt die Ausdehnung der Untersuchung auf die Männer, besonders die militärisch organisierten Massen, verlangt die Errichtung von Spitälern und Spitalsabteilungen, Maßregeln gegen die extragenitale Ausbreitung der Syphilis, Aufklärung der Bevölkerung durch Vorträge, Merkblätter usw.

Auch der dritte internationale Kongreß in Wien (1. bis 8. September 1873) beschäftigte sich mit der Frage der Bekämpfung der Geschlechtskrankheiten. Die Referenten Sigmund und Zeissl empfahlen gesetzlich zu sichernde gründliche Ausbildung der Ärzte Unterricht in Anthropologie und Hygiene in Hoch-, Mittelschulen, Anstalten und Körperschaften, ein internationales Gesetz betreffend Prostitution und Geschlechtskrankheiten, Organisation eines planmäßigen ärztlichen aus gründlich gebildeten Fachärzten zusammengesetzten Spezialdienstes, genaue Überwachung der Syphiliserkrankungen in allen organisierten Korps (Militär, Marine, Gendarmerie, Polizei, Bergleute) in verschiedenen Genossenschaften und Vereinen, Fabriken, Arbeitergruppen, Überwachung von Wallfahrten, Unterhaltungen, Messen, Märkten, Beaufsichtigung der Hebammen, Ammen, Säuglinge, Vakzination, Beschneidung, Überwachung gewisser Gewerbe (Glasbläser, Musiker, Zigarrenarbeiter usw.), Revision der aus der ärztlichen Behandlung entlassenen Syphilitiker, taktvolle, faßliche Belehrung über Geschlechtskrankheiten an die Bevölkerung, Einrichtung von Ordinationsanstalten, Bestrafung der die Geschlechtskrankheiten wissentlich Verbreitenden. Schließlich wurden zu dem Antrag auf Erlassung eines internationalen Gesetzes zur Bekämpfung der Geschlechtskrankheiten folgende Resolutionen beantragt: I. Die Überwachung der Geschlechtskrankheiten mit gleichzeitiger Berücksichtigung der Prostitution handhabt die Behörde. II. Die ärztliche Obsorge und Pflege der Geschlechtskranken regelt die Behörde, die Kosten derselben übernimmt, wo nötig, die Behörde. III. Speziale Kliniken für Geschlechtskrankheiten an allen medizinischen Fakultäten richtet die Regierung ein. Geschlechtskrankheiten sind obligatorischer Prüfungsgegenstand. — Dieselben wurden mit 152 Stimmen von 195 Anwesenden angenommen. Auf die maßgebenden Faktoren hatten aber diese Verhandlungen und Beschlüsse keinen Eindruck gemacht, und in den meisten mitteleuropäischen Staaten blieb die Bekämpfung der Geschlechtskrankheiten auf die sanitätspolizeiliche Überwachung der Prostititution beschränkt.

Die Erlassung der „Contagious diseases acts" in England (1866) hatte daselbst zunächst eine lebhafte Opposition gegen die durch dieselben angeordnete Reglementierung hervorgerufen, welche unter der Führung einer Frau, J o s e f i n e B u t t l e r, zunächst die Aufhebung dieser Akte in England (1883) durchsetzte, sich aber auch auf den Kontinent fortpflanzte und am Fünften internationalen medizinischen Kongresse in Genf (1877) zum erstenmal öffentlich in Erscheinung trat. Diese Richtung, der sogenannte A b o l i t i o n i s m u s, tritt für die Abschaffung jeglicher polizeilicher Kontrolle der Prostitution ein, weil diese Reglementierung, die sich nur gegen das weibliche Geschlecht richtet, durch ihre Einseitigkeit eine Ungerechtigkeit bedeute, weil sie aber auch eine formelle Anerkennung der Prostitution als reguläres Gewerbe, ein Paktieren des Staates mit dem Laster darstelle, einen Eingriff in die persönliche Freiheit des Individuums bilde, durch den gesundheitlichen Schutz, den sie zu gewähren vorspiegele, die männliche Jugend zur Inanspruchnahme anreize, ohne aber diesen Schutz auch tatsächlich zu gewähren. Diese Einwände sind vielfach nur zu berechtigt, und es ist in dieser Richtung interessant, im Widerstreit zwischen den für und wider kämpfenden europäischen Reglementaristen und Abolitionisten die Stimme eines unparteiischen Dritten, des Amerikaners A. F l e x n e r zu hören, der mit der Mission, die europäischen Prostitutionsprobleme zu studieren, herüberkam, sich dieser Aufgabe mit einer seltenen Gründlichkeit entledigte und auch über die Reglementierung den Stab bricht. F l e x n e r kommt zunächst auf die sexuellen Verhältnisse in Europa zu sprechen und meint, Europa sei eine Welt für zynische Männer, ein Großteil von dem, was man beim Manne unwiderstehliche Forderung des Naturtriebes nenne, sei nur Suggestion und künstliche Aufpeitschung, verbunden mit Alkohol. Die Prostitution begnüge sich nicht, der Nachfrage zu entsprechen, sondern sie steigere dieselbe künstlich durch Aufreizung des Geschlechtstriebes, und mit dieser Steigerung der Nachfrage sei sie indirekt verantwortlich für die Zunahme der Geschlechtskrankheiten, die Prostitution sei die Ausbeutung künstlich angeregter Gelüste und der übermäßig ausgenützten weiblichen

Ware. Die Hygiene habe den Apparat auch nicht in Bewegung gesetzt, sondern die Polizei, welche ein Interesse daran habe, die Prostituierten und ihre Anhänger, Mädchenhändler, Zuhälter, Verbrecher, unter Kontrolle zu halten. Tatsächlich habe die Polizei auch weder die Ordnung auf der Straße verbessert, noch die Prostitution assaniert, wohl abei den Umfang des wilden Geschlechtsverkehrs erhöht. Abolition der Reglementierung sei mit „laisser aller" nicht gleichbedeutend, der Abolitionismus sieht die Prostitution als Laster an, trachtet die äußeren Erscheinungen der Prostitution einzudämmen, ohne irgend welche Prostituierte zu bevorzugen, während die Reglementierung nur hinter den geheimen Prostituierten scharf her sei, der Straßenprovokation und den anderen Äußerungen der inskribierten Prostituierten gegenüber meist mehr als ein Auge zudrücke. Die öffentliche Meinung fasse allüberall die Prostitution als Laster auf, das polizeiliche Vorgehen gegenüber derselben sei willkürlich und entbehre der gesetzlichen Grundlage. Tatsächlich ist auch die gesetzliche Auffassung der Prostitution eine sehr zwiespältige.

Bei uns in Österreich bestimmte der § 509 des Str.-G.-B. vom Jahre 1852: „Die Bestrafung derjenigen, welche mit ihrem Körper unzüchtiges Gewerbe treiben, ist der Ortspolizei überlassen", verlangte von der Polizei, daß sie jede Prostituierte bestrafe, enthält also eine rein sittenpolizeiliche Bestimmung, die auch gehandhabt wurde. Hygienische Momente haben den Gesetzgeber bei Erlassung dieser Bestimmung gewiß nicht geleitet. Als nun im Jahre 1872 bei uns in Österreich die Reglementierung eingeführt wurde, kam die Polizei um die Bestimmung des § 509 durch eine freirechtliche Interpretation herum, sie argumentierte: wenn das Gesetz mir die Bestrafung derjenigen, welche mit ihrem Körper unzüchtiges Gewerbe treiben, „überläßt", so muß ich das nicht unbedingt tun, ich kann es tun oder lassen und erklärte weiter, ich werde diejenigen nicht strafen, welche den bezüglich der Inskription erlassenen Bestimmungen Folge leisten, sich also eintragen lassen und sich dem Untersuchungs- und Behandlungszwang unterwerfen, und nur diejenigen bestrafen, die sich diesen Bestimmungen nicht fügen. Inskription oder Strafe war die Alternative, welche die Polizei der von ihr erstellten geheimen Prostituierten stellte.

Diese Praxis fand ihre gesetzliche Grundlage in dem Gesetz vom 24. Mai 1885 R.-G.-Bl. 89, welches im § 5 zunächst die Bestimmung des § 509 St.-G.-B. wiederholt, demselben aber hinzufügt: „Wenn solche Frauenspersonen 1. ihr unzüchtiges Gewerbe ungeachtet der polizeilichen Bestrafung fortsetzen, oder 2. insofern polizeiliche Anordnungen bestehen, hiebei denselben zuwiderhandeln, oder 3. ihr unzüchtiges Gewerbe betreiben, obwohl sie wußten, daß sie mit einer venerischen Krankheit behaftet sind, oder 4. durch die Öffentlichkeit ein auffallendes Ärgernis veranlassen, oder 5. jugendliche Personen verführen, so sind sie mit strengem Arrest zu bestrafen." Damit wurde also die polizeiliche Auffassung und Praxis legalisiert.

Ähnlich sind die Verhältnisse in Deutschland, wo der § 361 Abs. 6 des Reichsstrafgesetzbuches eine Bestrafung wegen gewerbsmäßiger Unzucht festsetzt, während der § 8 des preußischen Gesetzes vom 28. August 1905 bestimmt, daß bei Syphilis, Tripper, Schanker bei Personen, welche gewerbsmäßige Unzucht treiben, die Beobachtung kranker, krankheits- oder ansteckungsverdächtiger Personen, die Absonderung kranker Personen zu erfolgen habe.

In Ungarn erkennt das Staatsgesetz die Notwendigkeit der Reglementierung an. In Frankreich, den Niederlanden fehlen gesetzliche Bestimmungen, in Belgien regelt das Kommunalgesetz vom 10. März 1836 die Überwachung der Personen und Örtlichkeiten, die der Prostitution dienen, durch ein Kollegium, das aus dem Bürgermeister und mehreren Schöffen besteht. In Italien hatte 1860 das Reglement Cavour die Reglementierung eingeführt, die aber durch die lex Crispi 1888 wieder beseitigt wurde. Über die Stellung der nordischen Staaten wird noch später die Rede sein. In England und Amerika bestanden vor 1914 kaum irgend welche besondere Maßnahmen, und beschränkte sich die Polizei darauf, das ärgerniserregende Benehmen von Prostituierten auf der Straße einzudämmen, die Bordelle zu überwachen, also die sittenpolizeiliche Aufgabe zu erfüllen.

Neben den sittenpolizeilichen waren aber doch auch hygienische Überlegungen bei Durchführung der Reglementierung maßgebend. Ward, wie schon früher erwähnt, zur Bekämpfung der Geschlechtskrankheiten ein großzügiges Programm aufgestellt, das in dem Untersuchungs- und Behandlungszwang, der Anzeigepflicht gipfelte und deren Durchführung für die ganze Bevölkerung eines Landes, ja auf dem Wege internationaler Gesetzgebung für die ganze zivilisierte Welt ins Auge gefaßt wurde, welches Programm aber nur bei Prostititution und Militär zur Durchführung kam, so war anderseits wohl auch die Ansicht maßgebend, die Geschlechtskrankheiten seien wohl bei beiden Geschlechtern gleich verbreitet, es genüge aber die Assanierung des einen, also des weiblichen, um auch bei dem anderen die Erkrankungsziffer auf ein Minimum zu reduzieren. In beiden Fällen mußte aber die hygienische Seite der Frage, also Untersuchung und Behandlung, abhängig sein von den zur Zeit der Einführung herrschenden Ansichten und Erfahrungen, es war zu fordern, daß im Laufe der Jahre gewonnene bessere Einsicht auch in einer Anpassung der praktischen Übung an diese sich äußern würde. Nun hat aber gerade diese Erwartung getäuscht, die Methode der ärztlichen Überwachung ist auf jenem Standpunkte ärztlichen Wissens stehen geblieben, der zur Zeit der Einführung der Reglementierung von der Wissenschaft eingenommen wurde, und hat die seitherigen Wandlungen dieser nicht mitgemacht.

Was zunächst die Syphilis betrifft, galt zur Zeit der Einführung der Reglementierung (1824) und noch später zunächst der Satz: ansteckend sind nur die primären und sekundären Erscheinungen, insoferne sie eine erodierte Oberfläche haben, die ein Sekret produziert; ansteckend ist auch das Blut; den physiologischen und den nicht luetischen pathologischen Veränderungen entstammenden Absonderungen also dem Sperma, Vaginalsekret, Milch, dem Eiter einer Gonorrhoe, eines Abszesses usw. des Syphilitischen wurde die Fähigkeit, Syphilis zu übertragen, abgesprochen; man meinte, daß im Augenblicke, in dem etwaige Erscheinungen der Syphilis, insbesondere durch Behandlung schwanden, der Syphilitische aufhöre, gemeingefährlich zu sein. Dem entsprechend wurde die Prostituierte, sobald sie Erscheinungen darbot, im Spitale interniert, behandelt, wenn alle Krankheitserscheinungen geschwunden waren aber wieder auf das Publikum losgelassen, und diese Praxis wird bis auf den heutigen Tag geübt. Zweifel an der Richtigkeit dieses Vorgehens wurden schon frühzeitig laut. Diday erzählte schon 1864, daß in Paris Studenten, welche besonders vorsichtig sein wollen, Prostituierte nach der ärztlichen Untersuchung vom Untersuchungsloka weg nach Hause begleiteten und sich doch infizierten. Zahlreiche erfahrene Autoren, Langleber, Lancereaux, Mauriac, Tarnowsky, Kaposi, Neumann, Lang und andere betonen, daß sogenannte latent syphilitische, vom Kontrollarzt als gesund bezeichnete und zur Ausübung der Prostitution zugelassene Prostituierte zu infizieren vermögen. In meinem Referate über die Verbesserung der ärztlichen Überwachung der Prostitution, erstattet bei der internationalen Konferenz zur Prophylaxe der Syphilis und venerischen Krankheiten,

Brüssel 1899, erwähnte ich eine genau konstatierte eigene Beobachtung, welche lehrt, daß eine wegen rezenter Syphilis eben aus dem Spital als erscheinungsfrei entlassene Prostituierte, trotz unmittelbar vorausgegangener energischer Behandlung, trotz durch drei Fachärzte konstatierter „Latenz" ihrer Syphilis, doch den ersten Mann, der sich ihr nach ihrer Entlassung am Entlassungstage aus dem Spitale selbst näherte, mit Syphilis infizierte. Aus neuester Zeit betont Möller (Zeitschrift f. Bekämpfung der Geschlechtskrankheiten 1908, Bd. VI., S. 41), daß Infektionen auch in der Latenz erfolgen, und anderweitige lokale Affekte, Herpes, Balanitis, Condylomata acuminata, Skabies, Molluscum contagiosum, Erosionen die Infektion vermitteln. Müller (Zeitschrift f. Bek. der Geschlechtskrankheiten 1916, Bd. XVI., S. 358) hat wiederholt die Infektion von Prostituierten ausgehen gesehen, die symptomenfrei waren und nur + W. R. hatten. F. Lesser (D. med. Wochsch. 1918, Nr. 29) betont, daß Weiber, die nachweislich einen Mann mit Lues infizierten, bei der Konfrontation wiederholt nur Herpesbläschen zeigten, welche Spirochaeten enthielten. Diese rein klinischen Untersuchungen sind heute durch das Tierexperiment und den Nachweis der Spirochaeta pallida unter dem Mikroskop bestätigt und ergänzt, heute wissen wir, daß nicht nur die primären und sekundären Erscheinungen der Syphilis, soweit sie erodiert sind und Sekret liefern, zu übertragen vermögen, und daß die frischen, kaum stecknadelkopfgroßen, sowohl primären als sekundären Affekte wegen ihres Spirochaeten-Reichtums die gefährlichsten, aber am leichtesten zu übersehen sind. Heute wissen wir, daß auch die latente Lues mit Rücksicht auf deren Kontagiosität ganz anders zu bewerten sei, als man seinerzeit meinte. Die Infektiosität des Blutes ist durch Impfungen von Hoffmann, Neisser, Frühwald, Uhlenhuth und Mulzer und anderen, die des Sperma durch Finger und Landsteiner, Uhlenhuth und Mulzer, von letzterem auch die der Milch experimentell festgestellt worden, und stammten die Produkte, welche positiven Impferfolg gaben, zum Teil auch von latent luetischen Individuen.

Der erste, der auf den nicht krankhaft veränderten Teilen sekundärsyphilitischer Patienten Spirochaeta pallida nachwies, war E. Hoffmann. F. Savnik (Zentralblatt f. Haut- und Geschlechtskrankheiten 1921, Bd. II., S. 189) hat Untersuchungen bezüglich des Vorkommens der Spirochaeta pallida im Munde angestellt. Von 113 Fällen gaben 34 positives Resultat, davon wurde in 21 Fällen die Spirochaeta gefunden, ohne daß irgend welche Veränderung an der Mundschleimhaut nachzuweisen war. Pinard (Paris medic. 1921) hat bereits im Jahre 1910 im Sperma eines Luetikers, der keine luetischen Genital-affekte zeigte, einmal, im Jahre 1920, in 3 von 11 Fällen Spirochaeta pallida mikroskopisch nachgewiesen, Eberson und Engmann (Journ. am. med. assoc. 1921) fanden in zwei von 19 Fällen Spiro-chaeta pallida im Sperma, Lakaye (Arch. med. belge, 1922, Nr. 5) untersuchte mikroskopisch und mittelst Verimpfung auf die vordere Augenkammer von Kaninchen das Sperma von 22 Fällen florider sekundärer Syphilis. In 5 Fällen war der mikroskopische Befund, in 9 Fällen die Verimpfung positiv. Gellhorn und Ehrenfest (Am. Journ. of. obstet. 1916), Dora Fuchs aus der Klinik Jadas-sohn (B. m. W. 1920, Nr. 42) wiesen nach, daß sich im Vaginal-sekret von sekundär syphilitischen Frauen, ohne daß sich an der Portio oder Vagina syphilitische Symptome zeigten, nicht selten reichlich Spirochaeta pallida nachweisen läßt, Vorpahl (Münch. med. W. 1912, Nr. 52), Fiessinger und Huber (Bull. soc. med. des hopit. d. Paris 1921, Nr. 5) konnten im Harn sekundärsyphilitischer Patienten, die an Nephritis, aber auch nur an leichter Nierenreizung litten, die Syphilisspirochaete nachweisen. Endlich hat Mras (Wien. klin. Wochen-schrift 1921) im Preßsaft von Molluscum contagiosum einer florid-sekundärsyphilitischen Patientin Spirochaeta pallida nachweisen können.

Aus alledem geht zweifelos hervor, daß syphilitische Individuen auch im Latenzstadium einer relativ frischen sekundären Syphilis zu infizieren vermögen.

Ähnlich verhält es sich auch mit der Gonorrhoe. Früher meinte man, daß mit dem Aufhören der eitrigen Sekretion auch die An-steckungsfähigkeit aufhöre, man entließ also die Prostituierte aus dem Spitale und gab ihr das Buch zurück, sobald die Sekretion aufhörte. Daß etwas dabei nicht stimmte, hatte man bald heraus. Sehr groß war bis auf den heutigen Tag die Zahl der Fälle, in denen ein Weib, von dem sich nachweislich ein Mann einen Tripper zugezogen hatte, bei der sorgfältigsten klinischen Untersuchung keine Krankheits-erscheinungen darbot, für gesund befunden wurde. War doch diese Erfahrung für Ricord die Veranlassung zu dessen avirulistischer Trippertheorie, zur Annahme, daß die Gonorrhoe nicht durch An-steckung, sondern durch „Überreizung" entstehe, ein Katarrh sei, dem jedes kontagiöse Prinzip fehle. Heute, wo wir den Gonokokkus kennen, wissen wir, daß die Diagnose einer Gonorrhoe viel schwieriger zu stellen ist, daß sie nicht klinisch, sondern nur auf Grund des Gonokokkenbefundes zu stellen ist, daß es „latente" Gonorrhoen gibt, die klinisch kaum irgend welche Symptome zeigen, daß der Gonokokkus Schlupfwinkel hat, wie die paraurethralen Lacunen, Skeneschen Drüsen, Uterus, Tuben, aus denen er nur schwer zu vertreiben ist, daß er in den Sekreten spärlich, oft nur zeitweise — prae- und postmenstruell — sich vorfindet, und daß auch wiederholte negative Befunde keine Gewähr geben, daß das betreffende Weib nicht doch infiziert Endlich wissen wir, daß die aszendierende Gonorrhoe des Weibes häufig zu den unheilbaren Erkrankungen zählt.

Und trotz aller dieser Kenntnisse steht die sanitäre Kontrolle h e u t e   n o c h auf dem Standpunkte, eine l u e t i s c h e   o d e r   g o n o r - r h o i s c h e   P r o s t i t u i e r t e   i m   A u g e n b l i c k   a l s   u n g e f ä h r l i c h , n i c h t   m e h r   k o n t a g i ö s ,   a n z u s e h e n ,   i n   w e l c h e m   d i e   g r o b - k l i n i s c h e n   E r s c h e i n u n g e n   g e s c h w u n d e n   s i n d .

Diese Tatsachen waren ja für J a d a s s o h n und m i c h die Veranlassung, in unseren Referaten über die Verbesserungsfähigkeit der Überwachung der Prostitution bei der ersten internationalen Konferenz zur Prophylaxe der Syphilis und der venerischen Krankheiten in Brüssel (4. bis 8. September 1899) die prinzipielle Forderung zu stellen, daß sekundär syphilitische Prostituierte bis zum Ablauf des kontagiösen Stadiums, sowie Prostituierte mit schweren internen Formen der Blennorrhoe bis zum dauernden Erlöschen der Kontagiosität in Asylen zu internieren und zu behandeln, keinesfalls aber freizugeben seien, und wurde eine diesbezügliche Resolution auch vom Kongreß gefaßt.

Hiezu kommt nun noch ein weiteres Moment, der Umstand, daß von allen jenen Weibern, welche dadurch, daß sie Prostitution treiben, die Geschlechtskrankheiten weiter verbreiten, nur ein v e r s c h w i n d e n d k l e i n e r   T e i l durch die Kontrolle erfaßt werden kann, das sind jene Weiber, welche die Prostitution als a u s s c h l i e ß l i c h e s Gewerbe betreiben. Ein Weib, das den Nachweis irgend eines Gewerbes erbringt, ist von der Polizei, auch wenn es der Prostitution überwiesen ist, nicht faßbar. Nun mag es wohl früher eine ziemlich scharfe Trennung in dieser Hinsicht gegeben haben, derart, daß es eine größere Gruppe von Weibern gab, welche keine andere Beschäftigung hatten und die Prostitution gewerbsmäßig betrieben. Es war dies in jener guten alten Zeit der Fall, als noch die Hausarbeit in Blüte stand, zahlreiche weibliche Kräfte in Anspruch nahm, als noch Hausvater und Hausmutter ein strenges sittliches Regiment führten, und die Prostitution

sich tatsächlich fast ausschließlich aus arbeitsscheuen Weibern re-
krutierte. Damals war es der Polizei noch verhältnismäßig leicht, die
Arbeitslosen und Arbeitsscheuen aufzugreifen und der Kontrolle zuzuführen. Seither haben sich mit dem Aufhören der Heimarbeit, mit
dem Eintritt des Weibes in Industrie und Gewerbe die Verhältnisse
ganz gründlich geändert. Heute wird eine große Zahl von Mädchen
in jungen Jahren vollkommen selbständig. Sie verlassen oft das
Elternhaus, ja die Heimat, wohnen allein, kein Hausvater, keine Hausmutter überwachen ihr Treiben. Hiezu kommt das große Heer von
Dienstboten, die vom Lande in die Stadt ziehen, aber unter den
heutigen Verhältnissen nur selten jenen Familienanschluß finden, den
in früheren Zeiten das Gesinde fand. Auch sie sind allein, allen Verführungen ausgesetzt. Haben sie in dem Milieu, in welchem sie auf-
wuchsen, den sittlichen Wert der Keuschheit sowie den Begriff der
Geschlechtsehre nicht kennen gelernt, zeigen sie jene ihnen anerzogene
sittliche Verwahrlosung, welche, wie die besten Kenner der Prostitution
(Neisser, Blaschko, Baumgarten und andere) ausführen, die
Hauptursache der Prostitution ist, dann kommen sie leicht und un-
vermerkt auf die schiefe Ebene, auf der sie langsam hinabgleiten.
Die Laufbahn beginnt mit einem Liebesverhältnis, die Entlohnung mit
Geschenken, das Verhältnis wird gelöst, es kommen nach einander
mehrere Männer, als Entlohnung kommt das Geldgeschenk, das als
Zubuße zum Lohn gerne genommen wird, und bald ist die Prostituierte
fertig. Nie aber betrachtet und betreibt diese große Gruppe von
Weibern die Prostitution als alleinigen Erwerb, nur die wenigen
Arbeitsscheuen wenden sich ganz der gewerblichen Prostitution zu,
die anderen alle sind arbeitswillig, oft auch arbeitstüchtig, sie treiben
die Prostitution nur gelegentlich, als Nebenerwerb. Diese Erscheinung aber zieht in dem letzten Jahrzehnten immer weitere Kreise.
Bis vor wenigen Jahrzehnten lebte die Tochter der besser situierten
Kreise des Mittelstandes in der Obhut des Familienlebens, welches ihr
einen starken sittlichen Halt gewährte. Heute sehen wir neben den
Proletarierinnen in immer größerer Zahl Töchter aus bürgerlichen Familien
als Verkäuferinnen, Bankangestellte, Stenotypistinnen etc. in freien
Berufen tätig, und die in diesen Kreisen herrschenden Begriffe von
geschlechtlicher Sittlichkeit teilen sich ihnen mit. Auf diese Weise wird
allmählich die durch den festgefügten Bau der bürgerlichen Familie bedingte Vorstellung von der Notwendigkeit vorehelicher sexueller Keuschheit
der Frau in ihren Grundlagen erschüttert, das freie Verhältnis breitet

sich immer höher hinauf in allen sozialen Schichten aus, die Gefahr sexueller Infektion nimmt zu, die gelegentliche Prostitution erhält auch dadurch neuen Zuzug. Und mit dieser ganzen, die gewerbsmäßige Prostitution an Zahl weitaus übersteigenden, gelegentlichen Prostitution weiß die Polizei nichts anzufangen, sie kann sie nicht in ihr System einzwängen.

Weiters ist bezüglich des Wertes der Reglementierung noch ein weiteres Moment zu berücksichtigen. Solange es eine Reglementierung gab, gab es für die Zulässigkeit der Inskription stets eine untere Altersgrenze, die zwischen 16 und 18 Jahren schwankt. Prostituierte unterhalb dieser Grenze, also die Jugendlichen, unterliegen nicht der Inskription und doch sind gerade sie die gefährlichsten. Die Statistiken aller Großstädte lehren, daß die Geschlechtskrankheiten bei jenem Teil der weiblichen Bevölkerung, welcher der Prostitution zuneigt, unter den Jugendlichen zwischen 15 und 20 Jahren am meisten verbreitet sind. Weitere Statistiken lehren, daß 70 bis 75% der Prostituierten schon vor der Einschreibung syphilitisch waren und meist zur Zeit des Bestehens frischer, also infektionsgefährlicher Syphilis zur Einschreibung kommen, die 25 bis 30% Nichtsyphilitischen aber innerhalb der zwei ersten Jahre nach der Einschreibung infiziert werden. Dagegen sind die älteren Jahrgänge der Eingeschriebenen meist schon über das sekundäre Stadium der Syphilis hinaus, also kaum mehr gefährlich.

Bezüglich der Gonorrhoe gilt dasselbe, daß die Mehrzahl der Prostituierten schon vor der Einschreibung infiziert ist, aber die jüngeren Jahrgänge mit noch zarter, sukkulenter Schleimhaut zeigen deshalb, und weil sie wegen ihrer Jugend auch stärker frequentiert sind, häufigere Reinfektionen als die älteren. Es steht also heute tatsächlich nicht nur die Minderzahl der sich prostituierenden Weiber unter Kontrolle, sondern auch die ungefährlicheren.

Die Erkenntnis von dem Unwert, ja vielleicht den direkten Schäden der Reglementierung hat in den letzten Dezennien in jenen Staaten, welche noch an der Prostituiertenkontrolle festhalten, auch in ärztlichen Kreisen zugenommen. Ursprünglich standen die Ärzte meist auf dem Fournierschen Standpunkt des „bon sens", des „natürlichen Menschenverstandes", der einem sagt, daß eine geschlechtskranke Prostituierte, die aus dem Verkehr gezogen und dem Spital übergeben werde, keinen Schaden mehr anrichten könne. Wenn diese Überlegung für die einzelne Prostituierte auch richtig ist, so macht für die Ausbreitung der Erkrankung es doch keinen Eindruck, wenn die Zahl der aus dem Verkehr gezogenen Prostituierten im Verhältnis zu der Zahl der kranken, im Verkehr bleibenden Prostituierten sehr gering ist. Hiezu kommt noch der Umstand, daß, wie wir sahen, ein Großteil der Prostituierten das Spital noch in ansteckungsfähigem Zustande verläßt, durch den Spitalsaufenthalt nicht assaniert wird, oder selbst wenn dies der Fall wäre, doch sehr bald wieder von neuem infiziert wird, da ja die Reglementierung die Prostituierte vor Infektionen nicht zu bewahren vermag. Und darin liegt eben der Kernpunkt der Frage, d e n n w e n n e s a u c h h e u t e g e l ä n g e, n i c h t n u r a l l e g e s c h l e c h t s k r a n k e n P r o s t i t u i e r t e n, s o n d e r n a l l e g e - s c h l e c h t s k r a n k e n W e i b e r ü b e r h a u p t z u e r f a s s e n, z u i s o l i e r e n u n d z u b e h a n d e l n, w ä r e d a m i t f ü r d i e B e - k ä m p f u n g d e r G e s c h l e c h t s k r a n k h e i t e n n o c h g a r n i c h t s g e s c h e h e n, da während der Zeit, wo die kranken Weiber im Spital unschädlich gemacht würden, die zahlreichen geschlechtskranken Männer zahlreiche bis dahin gesund gebliebene Weiber infizieren würden. Nachdem eben an der Verbreitung der Geschlechtskrankheiten b e i d e G e s c h l e c h t e r gleichmäßig beteiligt sind, können einseitige, nur ein Geschlecht treffende Maßnahmen keine Bedeutung haben. Und so mehren sich in ärztlichen Kreisen die Stimmen, die für eine A u f - h e b u n g d e r R e g l e m e n t i e r u n g sind und dieselbe durch Maß- nahmen ersetzen wollen, die b e i d e G e s c h l e c h t e r gleichmäßig treffen. Und so hat 1922 die Berliner medizinische Gesellschaft erklärt, „sie lege auf die Beibehaltung der Reglementierung der Prostitution unter der Bedingung keinen Wert, daß bei der Neuregelung der Überwachung aller der Verbreitung von Geschlechtskrankheiten verdächtigen Männer und Frauen sämtliche erprobten ärztlichen Maßnahmen zur Verhütung der Geschlechtskrankheiten durchgeführt werden".

Die Einsicht von der Unzulänglichkeit der Reglementierung, der polizeilichen Maßnahmen, welche zum Teil von Sittlichkeits-, zum Teil von sanitären Gesichtspunkten geleitet werden, hatte in D e u t s c h - l a n d, ehe sich der Gedanke, die Reglementierung ganz aufzugeben, durchgerungen hatte, zu Versuchen in der Richtung geführt, a n S t e l l e d e r s i t t e n ä m t l i c h e n d i e r e i n s a n i t ä r e Ü b e r w a c h u n g z u s e t z e n. Das preußische Gesetz betreffend die Bekämpfung über- tragbarer Krankheiten vom 28. August 1905 bestimmt im § 8, Abs. 9, Absperrungs- und Aufsichtsmaßregeln bei Syphilis, Tripper und Schanker

bei Personen, welche gewerbsmäßige Unzucht treiben: Beobachtung
kranker, krankheits- oder ansteckungsverdächtiger Personen (§ 12), Absonderung kranker Personen (§ 14, Abs. 2), und sagt im § 9, Abs. 2:
Bei Syphilis, Tripper und Schanker kann eine zwangsweise Behandlung der erkrankten Personen, sofern sie gewerbsmäßige Unzucht treiben,
angeordnet werden, wenn diese zur wirksamen Verhütung der Ausbreitung der Krankheit erforderlich erscheint. Wie der Erlaß der preußischen Regierung vom 11. Dezember 1907 betreffend Schutzmaßregeln
gegen die Verbreitung der Geschlechtskrankheiten durch gewerbsmäßige
Unzucht treibende Personen ausführt, sind die Behörden dadurch in
den Stand gesetzt, von den im Gesetz vom 28. August 1905 vorge-
sehenen Maßregeln, ganz unabhängig von der Frage Gebrauch
zu machen, ob gemäß § 301, Abs. 6 St.-G.-B., eine sittenpolizeiliche
Aufsicht zu verhängen sei. Sie können die gesundheitliche
Überwachung der Prostitution als vorwiegend ärztliche Einrichtung von den besonderen zur Aufrechterhaltung der
Sittlichkeit erforderlichen Maßnahmen trennen, sie dadurch von manchen
lästigen Nebenwirkungen befreien und doch gleichzeitig zum Besten
der Volksgesundheit im weiteren Umfange zur Durchführung bringen.
Der Erlaß bezieht sich dann auf die Ausführungsbestimmungen vom
7. Oktober 1905, welche den § 9 dahin erläutern, daß: Personen,
welche gewerbmäßig Unzucht treiben, anzuhalten sind, sich an bestimmten Orten und an bestimmten Tagen zur Untersuchung einzufinden; Geschlechtskranke sind anzuhalten, sich ärztlich behandeln zu
lassen. Diese Behandlung ist durch Einrichtung öffentlicher ärztlicher
Sprechstunden zu erleichtern. Personen, die sich nicht darüber aus-
weisen können, daß sie die Sprechstunde in dem erforderlichen Umfang besuchen oder bei denen der begründete Verdacht besteht, daß
sie trotz ihrer Erkrankung den Betrieb der gewerbsmäßigen Unzucht
fortsetzen, sind im Krankenhause unterzubringen.

Der Erlaß ordnet weiter an, daß den zum erstenmale wegen des
Verdachtes der Gewerbeunzucht polizeilich angehaltenen Personen ein
Verzeichnis der öffentlichen Sprechstunden mit dem Auftrage zu übergeben sei, sich dort vorzustellen und entweder unverzüglich ein Ge-
sundheitszeugnis vorzulegen, oder im Falle geschlechtlicher Erkrankung
den Nachweis zu erbringen, daß sie bis zur Ausheilung in ausreichender
ärztlicher Behandlung stehen, oder der ärztlichen Anweisung entsprechend ein Krankenhaus aufgesucht haben. Der polizeiärztlichen
Untersuchung sind zum erstenmale betroffene Prostituierte nur dann zu

unterwerfen, wenn besondere Umstände von vornherein den Verdacht rechtfertigen, daß sie sich der freien Behandlung entziehen werden. Diese Vergünstigung darf aber nur solchen Prostituierten gegeben werden, deren persönliche und sonstige Verhältnisse einige Sicherheit dafür bieten, daß sie den ärztlichen Verordnungen nachkommen und während der Erkrankung nicht weiter gewerbsmäßig Unzucht treiben.

Der Erlaß bestimmt dann weiter, daß die Stellung unter Kontrolle nach § 361 St.-G.-B. nur jene Prostituierten zu treffen habe, bei denen die Voraussetzungen durch gerichtliche Verurteilung wegen strafbarer Gewerbeunzucht zweifelfrei dargetan sind. Weiter, daß bei der Beobachtung der Krankheits- oder Ansteckungsverdächtigen, der Zwangsbehandlung der kranken Prostituierten, alle Maßnahmen zu meiden sind, welche der Prostituierten die Rückkehr zum geordneten Leben erschweren, sowie daß, um gefallenen Frauen und Mädchen die Rückkehr zu anständigem Lebenswandel zu erleichtern, die dauernde Mitwirkung einer mit den Bestrebungen der Rettungsvereine vertrauten Dame erwünscht ist, welcher Zutritt und freier Verkehr mit den eingelieferten weiblichen Personen zu gestatten sei.

Dieser Erlaß kam aber nur in Berlin und in einigen größeren Städten zur Durchführung, wo die bekanntesten Spezialärzte sich in das Verzeichnis der öffentlichen Sprechstunden eintragen ließen. Im übrigen scheiterte die Durchführung nach Blaschko an dem aktiven und passiven Widerstand der Polizeiorgane und der auf die Reglementierung eingeschworenen Ärzte.

Aber der Erlaß hat, soviel ich übersehe, als erster offizieller Regierungsakt den Abbau der Prostitution durch fürsorgerische Maßnahmen angeordnet. Die Mehrzahl der Prostituierten bedarf auch des Schutzes, der Rettung und der Erziehung. Das ist eine recht komplizierte Aufgabe, da einmal unter den Prostituierten viele von vornherein Minderwertige sind, die, sei es durch innere Veranlagung, sei es durch Aufwachsen in ungünstigen Verhältnissen, so von Grund aus verderbt sind, daß kaum etwas an ihnen zu bessern ist, weil aber immer wieder von neuem draußen die Verführung lauert- die Verführung durch die Gelegenheit, durch den Mann, durch Freundinnen, die eigene Genußsucht, die Verführung durch Vermieter und Vermittler, Kuppler, Zuhälter und andere an der Ausbeutung der Prostituierten interessierte Personen.

Von den weiblichen Jugendlichen erfordern zunächst eine besondere Beachtung jene, bei denen die sexuelle Verwahrlosung schon zu einer Geschlechtskrankheit geführt hat. Diese Kranken kamen bisher, gleich allen anderen Kranken, auf die Stationen für Geschlechtskranke der öffentlichen Anstalten. Es ist wiederholt darauf hingewiesen worden, daß diese Maßregel den Kranken wohl die Gesundheit wiedergibt, aber deren Verwahrlosung steigert. Die Geschlechtskranken sind mit wenigen Ausnahmen arbeitsfähig und werden durch ihre Erkrankung wenig belästigt. Der Aufenthalt im Krankenhaus zwingt ihnen eine Untätigkeit auf, die jedem Kranken bei längerem Aufenthalt lästig, für die Jugendlichen aber im Sinne einer Zunahme der Verwahrlosung verderblich ist. Hiezu kommt, daß die Jugendlichen in den großen Krankensälen vielfach mit schlechten Elementen, älteren Prostituierten usw. zusammenkommen, daß Kupplerinnen, Bordellwirte usw. zur Zeit der Besuchsstunde sich einschleichen, und so verlassen diese Jugendlichen das Spital oft wohl körperlich geheilt, aber moralisch vielfach schlechter als sie es betraten. Deshalb ist Beschäftigung in der Anstalt, sowie strenge Abschließung von schlechten Einflüssen eine Forderung, auf der gerade den Jugendlichen gegenüber bestanden werden muß. Aber an diese Fürsorge im Spitale muß sich eine solche nach der Spitalsentlassung anschließen. Hatte Beschäftigung und Belehrung im Spitale die Aufgabe, die jugendliche Kranke zu bessern, dann müssen die Besserungsversuche nach der Entlassung fortgesetzt, es müssen den Gebesserten die Wege zu einem sittlichen Lebenswandel geebnet werden. Der bereits besprochene Erlaß der preußischen Regierung vom 11. Dezember 1907 ordnet an, daß für die Versorgung geschlechtskranker Minderjähriger sich die Angliederung von Krankenabteilungen an Erziehungshäuser empfehle, in denen die im Wege der Fürsorgeerziehung oder der vormundschaftlichen Anordnung untergebrachten Zöglinge Erziehung und Heilung zugleich finden. Bei uns in W i e n wurde im Jahre 1916 ein 600 Betten haltendes F r a u e n s p i t a l errichtet, in welchem die von der Polizei aufgegriffenen geschlechtskranken geheimen Prostituierten, je nach Alter und Grad der Verwahrlosung, in verschiedenen voneinander streng abgesperrten Abteilungen untergebracht und behandelt werden, daneben aber Unterricht in verschiedenen weiblichen Handarbeiten, Garten- und Obst-, Kleintierkultur erhalten. Das Spital steht mit den Pflegschaftsbehörden, Jugendamt, charitativen Vereinen in steter Fühlung, so daß die Kranken nach ihrer Spitalsentlassung weiterer Fürsorge teilhaft werden. K a y M e n z i e s teilte bei der Nordeuropäischen Rot-Kreuz-Konferenz zur Bekämpfung der Geschlechtskrankheiten in Kopenhagen 1921 mit, daß es in London zwar etwa 100 Rettungsheime gebe, daß aber diese zum größten Teil religiöse Stiftungen mit viel Religion und wenig erziehlicher Einrichtung geschlechtskranken Mädchen die Aufnahme versagen. Deshalb wurden in London eigene staatliche Unterkunftsräume, sogenannte Hostels, gegründet, kleine Häuser mit bis zu 20 Betten, in denen der Staat die Hälfte der Kosten beiträgt. Die dort wohnenden Mädchen können täglich zur Behandlung in die Poliklinik gehen, dabei sich für die Zeit nach ihrer Heilung um Beschäftigung bemühen. Diese Hostels sind alle mit dem Education-Board, der Zentralstelle für Erziehung, in Zusammenhang. Am systematischesten ist in dieser Frage wieder Deutschland vorgegangen. Am 25. Februar 1920 beschloß die preußische Landesversammlung, die Staatsregierung zu ersuchen, „schleunigst einen Gesetzentwurf vorzulegen, durch den die Überwachung der Prostitution grundsätzlich umgestaltet wird. Ordnungs- und anstandspolizeiliche Ausnahmsbestimmungen sind zu beseitigen, die bisherige Sittenpolizei ist unter völliger Loslösung von der Kriminalpolizei in ein ausschließlich gesundheitlichen und pfleglichen Zwecken dienendes Amt umzuwandeln".

Dieser Beschluß ist von prinzipieller Bedeutung. Auch bisher wurden schon allerorts Besserungsversuche an jugendlichen Verwahrlosten, und da die Verwahrlosung in mindestens 60 Prozent der Verwahrlosten eine sexuelle ist, an jugendlichen Prostituierten unternommen, anscheinend mit gutem Erfolg. Pastor Roth vom Vereine schlesischer evangelischer Rettungshäuser beziffert denselben auf 81 Prozent, Pastor Disselhoft, Vorsitzender der deutschen Asylkonferenz, auf 60 bis 70 Prozent. Das preußische Gesetz vom 2. Juli 1900 (Fürsorgegesetz) verlangt Besserung an Stelle von Bestrafung. Der Beschluß der preußischen Landesversammlung ist ein prinzipieller deshalb, weil, während früher die Polizei unter den Verwahrlosten nur nach den Geschlechtskranken fahndete, die Polizei jetzt alle Verwahrlosten aufzugreifen, dieselben der Fürsorge, die kranken auch der Behandlung zuzuführen hat. Mit dieser Aufdeckung der Verwahrlosten ist die Tätigkeit der Polizei erschöpft, Fürsorge und Behandlung erfolgt nicht mehr unter polizeilicher Assistenz oder Patronanz. Damit erscheint die Aufdeckung aller Verwahrlon osterganisiert.

Nun sind vielfach die Gemeinden den zu erwartenden legislativen Maßnahmen vorausgegangen und haben eigene Pflegeämter, so in Altona, Dresden, Görlitz, Hamburg, Rostock errichtet. Daneben sind in Deutschland 46 Polizeifürsorgeanstalten errichtet worden.

Am weitesten vorgeschritten ist zurzeit das **Pflegeamt und die Wohlfahrtsstelle der Stadt Dresden**. Dasselbe ist als selbständige Abteilung des Polizeipräsidiums in eigenen Amtsräumen in der Ferdinandstraße untergebracht. Mit dieser räumlichen Trennung erfolgte eine völlige Abgrenzung der Tätigkeit des Pflegeamtes gegen die Sittenpolizei. **Das Pflegeamt** ist ausschließlich für die sittlich gefährdeten Frauen und Mädchen jeden Alters gedacht und leistet nur fürsorgerische Tätigkeit. Demselben stehen ausschließlich weibliche Kräfte zur Seite, bei deren Auswahl hohe Anforderungen gestellt werden. Es arbeitet unter Aufsicht eines juridischen Beamten des Polizeipräsidiums und gilt als selbständige Abteilung. Die Leiterin ist der Behörde gegenüber verantwortlich, ihr zur Seite stehen angestellte Pflegerinnen und freiwillige Hilfskräfte, die sich unentgeltlich zum Zwecke ihrer sozialen Ausbildung der pflegerischen Arbeit widmen.

Das Pflegeamt übernimmt nur diejenigen Frauen und Mädchen, bei denen ein polizeiliches oder strafrechtliches Verfahren sich erübrigen läßt. Für die anderen Fälle ist die Wohlfahrtsstelle eingerichtet. Dem Pflegeamt werden zur selbständigen Bearbeitung zugewiesen:

1. alle schriftlich und mündlich von Behörden, Privatpersonen usw. erfolgten Anzeigen wegen geschlechtlicher Erkrankung, Übertragung derselben, Umhertreiberei oder gewerblicher Unzucht sobald aus den Akten nicht hervorgeht, daß die betreffenden Personen bereits innerhalb der letzten zwei Jahre wegen Gewerbsunzucht bestraft sind, unter Kontrolle gestanden haben oder wegen ähnlicher Vergehen bereits bestraft wurden;

2. alle erstmalig von der Sittenpolizei wegen Verdachtes der Gewerbsunzucht oder Umhertreibens aufgegriffenen Frauen und Mädchen jeden Alters;

3. alle von der Sittenpolizei wegen sittlicher Verfehlungen aufgegriffenen Mädchen unter 18 Jahren;

4. alle diejenigen bestraften Frauen und Mädchen, bei denen Strafaufschub oder bedingte Begnadigung verfügt ist, mit Ausnahme derjenigen, welche in die Wohlfahrtsstelle zuständig sind;

5. alle Anfragen anderer Behörden nach der sittlichen Führung der unter 1., 2. und 4. genannten Personen, außer solchen nach Strafen und Aktvorgängen;

6. alle Frauen und Mädchen, die ihre Unterstellung unter sittenpolizeiliche Aufsicht beantragen und damit abgewiesen werden, weil sie minderjährig sind oder anderweitig noch nicht unterstellt waren;

7. alle diejenigen sittlich gefährdeten Personen, die sich selbst an die Polizei wenden, oder die wegen ihrer sittlichen Gefährdung gemeldet werden.

Die in Frage kommenden Personen werden auf dem Pflegeamt vernommen, die häuslichen Verhältnisse von den Pflegerinnen nachgeprüft. Dann erfolgt ihre ärztliche Untersuchung in der Beratungsstelle. Die krank Befundenen werden je nach deren häuslichen Verhältnissen entweder dem Krankenhaus überwiesen oder verläßlichen Fachärzten zur Behandlung unter Aufsicht des Pflegeamtes anvertraut. Die Kosten für die Behandlung trägt das Landesversicherungsamt, welches auch im Einvernehmen mit dem Rate der Stadt Dresden eine eigene Spitals-abteilung schuf, in der diese Mädchen, fern von den Verführungen der heimlichen und gewerbsmäßigen Prostitution, behandelt werden können. Auf diese Weise steht zu hoffen, daß ein großer Teil dieser Mädchen zu nützlichen Menschen heranzuziehen sein wird.

Getrennt vom Pflegeamt und im Polizeipräsidium selbst untergebracht ist die Wohlfahrtsstelle. Diese befaßt sich mit sittlich Gefährdeten beiderlei Geschlechtes. Für die sittlich gefährdeten männlichen Jugendlichen ist ein Pfleger angestellt. Auch die Wohlfahrtsstelle arbeitet unter einer Leiterin unter Aufsicht eines juristischen Beamten.

Der Wohlfahrtsstelle fallen zu:

1. alle mehrmals von der Sittenpolizei aufgegriffenen Frauen und Mädchen mit Ausnahme der Jugendlichen unter 18 Jahren;

2. alle wegen Umhertreibens oder Gewerbsunzucht in das Gefangenhaus eingelieferten Frauen und Mädchen mit Ausnahme der unter Kontrolle stehenden und der erstmalig Eingelieferten;

3. alle volljährigen Frauen und Mädchen, die ihre Unterstellung unter sittenpolizeiliche Kontrolle beantragen oder nach Entlassung aus derselben wieder beantragen, außer denen, welche abgewiesen werden, weil sie minderjährig oder anderweitig noch nicht unterstellt waren;

4. alle unter Kontrolle stehenden Frauen und Mädchen, die ihre Streichung aus derselben beantragen;

5. alle Erkundigungen nach zugezogenen, in anderen Städten unter Kontrolle gestandenen Personen, sowie die Fürsorge für diese, soweit sie nicht bereits der Sittenpolizei gemeldet sind;

6. die von der Kriminalpolizei behandelten Kinder und Jugendlichen unter 18 Jahren sowie Frauen und Mädchen bis zum 21. Jahr.

7. alle Führungsanfragen von Gerichten über die unter 6. genannten Personen mit Ausnahme von Auskünften über Strafen und Aktenvorgänge;

8. die Fürsorge für aufgegriffene heimatlose oder vagabundierende Kinder und Jugendliche bis zu 18 Jahren.

Wichtig ist das Zusammenarbeiten der Beratungsstelle — über die noch später zu sprechen sein wird — mit dem Pflegeamt unter der Ägide der Landesversicherungsanstalt, der Hauptwert liegt in der humanen Fürsorge, in der Fernhaltung von allem Polizeilichen und von der gefahrbringenden steten Berührung mit Dirnen. Nur so ist es möglich, die Pfleglinge der Prostitution zu entziehen und sie der Gesellschaft zu erhalten.

Wünschenswert wäre es, wenn jedem Pflegeamt ein Heim zur vorübergehenden Unterbringung der Pfleglinge zur Verfügung stehen würde. Dieses Heim wäre gleichzeitig „Beobachtungsstation", damit nach sorgfältiger Prüfung der seelischen und körperlichen Verfassung und Veranlagung der Schützlinge eventuell unter Zuziehung eines Psychiaters die ihrer Eigenart entsprechenden Maßnahmen getroffen werden können.

Dieses letzte Postulat ist von besonderer Bedeutung. Es ist bekannt, daß unter den jugendlichen Verwahrlosten sich nicht wenig psychisch Minderwertige finden. Diese nun wirken allen Fürsorgebestrebungen direkt entgegen, indem sie sich nicht nur als wenig besserungsfähig erweisen, sondern auch auf die psychisch Normalen beim Zusammensein mit diesen depravierend einwirken. Anderseits erscheint die Möglichkeit gegeben, auch bei den psychisch Abnormen bei sachverständiger Behandlung günstigere Besserungserfolge zu erzielen. Und so erscheint die Forderung berechtigt, daß bei der Untersuchung und Unterbringung aller polizeilich aufgegriffenen Herumtreiberinnen und bei allen der Fürsorge zu Überweisenden psychiatrische Sachverständige mitwirken, nachdem die beiden Gruppen der geistig Normalen und der psychisch Minderwertigen in Zukunft zu trennen und für sich zu behandeln sein werden. In diesem Sinne hat sich auch ebensowohl die Tagung der Deutschen Gesellschaft zur Bekämpfung der Geschlechtskrankheiten in Leipzig 1914 als eine kurz vorher stattgefundene Tagung von Juristen und Medizinern zur Besprechung richterlicher und ärztlicher Aufgaben bei der Fürsorge und Jugendgerichtspflege in Ulm ausgesprochen.

Eine besondere Schwierigkeit ergibt sich bezüglich der psychisch minderwertigen jugendlichen Prostituierten. Vielfach werden Stimmen laut, die Kaders der Prostitution mit diesen für die Gesellschaft, die Ehe, die Nachkommenschaft mehr oder weniger wertlosen, ja schädlichen Geschöpfen zu füllen. Humanes Denken sträubt sich gegen diesen Vorschlag, und es hat sich auch die Deutsche Gesellschaft zur Bekämpfung der Geschlechtskrankheiten bei ihrer Leipziger Tagung 1914 dahin ausgesprochen, daß diese psychisch Minderwertigen in eigenen Anstalten oder Abteilungen solcher untergebracht werden, in welchen psychiatrische Sachverständige die Erziehungsarbeit leiten.

Alle diese Bemühungen beziehen sich auf die bereits der Verwahrlosung Verfallenen. Liegen aber, wie zweifellos ist, die Wurzeln der Prostitution auf sozialem Gebiet, sind die Prostituierten Produkt ihrer Abstammung und Erziehung, so muß der nächstliegende Versuch einer Assanierung dieser Verhältnisse folgerichtig dahin gehen, die sittlich Gefährdeten durch Verpflanzung auf einen gesunden Boden sowie durch Erziehung vor dem Untergang zu bewahren und zu sozial tauglichen Mitgliedern der Gesellschaft zu erheben, also prophylaktisch zu wirken. Die Anzeichen, daß es sich um gefährdete Individuen handelt, zeigen sich schon meist in den Kinderjahren, in der Schulzeit. Daraus ergibt sich die Aufgabe, die Erziehungsarbeit schon im Kindesalter zu beginnen. Schularzt, Lehrer und Lehrerinnen werden mitarbeiten müssen, um die sittlich gefährdeten Kinder aufzudecken und sie einer entsprechenden Fürsorge zuzuführen, indem sie dieselben den Kinderschutzvereinen anzeigen.

Die Deutsche Gesellschaft zur Bekämpfung der Geschlechtskrankheiten hat bei ihrer mehrmals erwähnten Leipziger Tagung 1914 den Beschluß gefaßt, die Regierung zu ersuchen, sämtliche Schulbehörden zu beauftragen, alle Knaben und insbesondere Mädchen, die schon während der Schulzeit sich durch Liederlichkeit, Herumtreiben, schnelle Frühreife, Exzesse und abnormes psychisches Verhalten auffällig bemerkbar machen, den zuständigen Behörden, Jugendpflege- und Jugendfürsorgevereinen so früh als möglich zu melden, um diese in den Stand zu setzen, diesen besonders gefährdeten Personen ihre besondere Aufmerksamkeit zu schenken, sie zu überwachen und für sie zu sorgen, nötigenfalls auch die erforderliche Überweisung zur Fürsorgeerziehung in die Wege zu leiten.

Auch sollte allen weiblichen Personen, die freiwillig wegen einer Geschlechtskrankheit oder einer Entbindung halber ein Krankenhaus aufsuchen, eine „Fürsorge" zuteil werden, namentlich wenn sie das Krankenhaus ohne feste Arbeit zu haben, verlassen.

Nachdem die D i e n s t b o t e n zu Prostitution und Geschlechtskrankheiten ein großes Kontingent stellen, ist diesen ein besonderes Augenmerk zuzuwenden. Die Einverleibung der Dienstboten in die obligatorische Krankenversicherung, behördliche Regelung der Stellenvermittlung, Heime für schwangere und postenlose Dienstboten werden die materielle Lage derselben bessern, Sonntagnachmittags- und Abendheime mit entsprechenden Veranstaltungen den Dienstboten Anregung,- Belehrung und Zerstreuung für ihre freien Stunden bieten, Bahnhofmissionen zu verhindern haben, daß eben vom Lande angekommene Dienstboten Kupplern in die Hände fallen. Bei der Leipziger Tagung der Deutschen Gesellschaft zur Bekämpfung der Geschlechtskrankheiten 1914 hat die Polizeipflegerin Frl. K l i n g e l h o f f e r angeregt, daß die Jugendpflegevereinigungen auf dem Lande die vom Lande nach den Städten abwandernden minderjährigen Mädchen der städtischen Vormundschaftsbehörde und den städtischen Jugendfürsorgestellen melden.

Alle diese Maßnahmen sind sozial von großem Wert, jeder Abbau der Prostitution ist gewiß vom ethischen und sozialen Standpunkt nur wärmstens zu begrüßen. A b e r f ü r d i e E i n d ä m m u n g d e r G es c h l e c h t s k r a n k h e i t e n s i n d d i e s e M a ß r e g e l n n i c h t v o n B e d e u t u n g, können als rein einseitige keinen zu großen Effekt haben. In den Vereinigten Staaten Nordamerikas hat die Zunahme der Geschlechtskrankheiten während des Krieges zu einer Reihe sehr energischer Maßnahmen Veranlassung gegeben, von denen im weiteren Verlauf noch wiederholt die Rede sein wird. Zu diesen gehörte auch die völlige Vertreibung der gewerbsmäßigen Prostitution von der Straße. Nun gibt W o l b a r s t (New York, med. Journ. 1921, 13) an, diese Maßnahme habe die unerlaubten sexuellen Beziehungen nicht vermindert, die moralische Ungebundenheit und sexuelle Anreizung begünstigt, den moralischen und physischen Ruin zahlreicher Mädchen bedingt, die sonst unberührt geblieben wären, und so zur Ausbreitung der Geschlechtskrankheiten beigetragen.

Aus dem früher Gesagten geht aber hervor, d a ß d i e s o g enannte R e g l e m e n t i e r u n g d e r P r o s t i t u t i o n f ü r d i e Einschränkung d e r G e s c h l e c h t s k r a n k h e i t e n völlig w i r k u n g s l o s i s t, indem einmal die Zahl der sanitär überwachten

Prostituierten eine geringe, die rein klinische sanitäre Untersuchung eine absolut ungenügende ist, alle Versuche aber, die ärztliche Untersuchung durch Einführung der Gonokokken-Spirochaeten-Blutuntersuchung dem neuesten Standpunkte der Wissenschaft entsprechend umzugestalten, den ganzen Untersuchungsapparat so schwerfällig machen, daß angesichts der ohnehin geringen Zahl von Untersuchten ein wesentlicher Erfolg nicht zu erwarten ist.

Es ist ja die Vorstellung, daß die Assanierung nur des einen Geschlechtes zur Bekämpfung der Geschlechtskrankheiten genügend ist, als falsch erkannt, ebenso wie die Meinung, die Prostitution sei die Hauptverbreiterin der Geschlechtskrankheiten. Denn nicht die Prostitution, sondern die Promiskuität ist es, welche die Verbreitung der Geschlechtskrankheiten fördert. Und so sind wir in der neueren Zeit wieder zu jenen Forderungen zurückgekehrt, welche, wie Zwangsuntersuchung, Zwangsbehandlung, Anzeigepflicht, schon auf den internationalen Kongressen der Sechziger- und Siebzigerjahre des vorigen Jahrhunderts ventiliert wurden, und verlangte Ausdehnung dieser Maßregeln auf beide Geschlechter. Diese Postulate sind in den nordischen Staaten Norwegen, Schweden, Dänemark schon seit langem erfüllt, haben den statistisch nachgewiesenen Erfolg, die Ausbreitung der Geschlechtskrankheiten wesentlich einzuschränken. Um aber zu verstehen, wieso gerade die nordischen Staaten dazukamen, so frühzeitig solche Bestimmungen zu erlassen, muß man auf das Historische eingehen. Da ist nun zunächst zu betonen, daß diese Vorschriften, wenn sie auch den allgemeinen Titel von Vorschriften zur Bekämpfung der Geschlechtskrankheiten führten, sich doch vorwiegend gegen die Ausbreitung der Syphilis richteten, daß aber damals die sogenannte identistische Ansicht herrschte, welche alle drei Geschlechtskrankheiten auf ein gemeinsames Virus zurückführte. Es ist daran zu erinnern, daß am Ende des 18. Jahrhunderts in Schweden, wohl zunächst durch die Kriege, die Schweden führte, den Siebenjährigen und Finnischen Krieg, zunächst unter den Truppen, dann aber unter der Landbevölkerung die Syphilis rapid um sich griff, so daß anfangs des 19. Jahrhunderts das Land völlig verseucht war. Bei dieser enormen Verbreitung war aber im Charakter der Syphilis eine Wandlung eingetreten, die immer dann eintritt, wenn die Syphilis in einer in unhygienischen Verhältnissen lebenden Bevölkerung endemisch auftritt und die darin besteht, daß die Syphilis ihren Charakter als Geschlechtskrankheit abstreift und zu einer einfachen kontagiösen Erkrankung wird, die in der Mehrzahl der Fälle auf dem Wege nichtvenerischen Kontakts und nur in der Minderzahl durch den sexuellen Verkehr übertragen wird. In dem Augenblick aber, wo die Syphilis ihren Charakter als Geschlechtskrankheit einbüßte, fielen auch alle damit zusammenhängenden Vorurteile, die Auffassung der Erkrankung als einer diffamierenden, es war eine offene Diskussion der Erkrankung möglich. Maßregeln von einschneidender Bedeutung, wie die Untersuchung aller Bewohner zahlreicher Gemeinden und Kirchspiele konnten zur Ausführung kommen und verloren durch ihre Generalisierung jede Schärfe. Und so konnte auch das Prinzip der Zwangsuntersuchung und Zwangsbehandlung widerspruchslos zur Durchführung gelangen.

In Schweden wurde daher schon 1817 Zwangsbehandlung aller Geschlechtskranken auf Staatskosten verfügt, die Kosten dieser Behandlung durch eine im Jahre 1818 gesetzlich eingeführte Steuer die sogenannte Kurhausabgabe gedeckt. Am 19. Februar 1839 ergieng ein königliches Schreiben an das Oberstatthalteramt in Stockholm, welches anordnete, ohne Verzug jene polizeilichen Maßnahmen zu treffen, welche der Verbreitung der Geschlechtskrankheiten in der Hauptstadt entgegenwirken könnten und Vorschläge für die erforderlichen Verordnungen zu erlassen. Am 1. April 1847 wurde in Stockholm die sittenpolizeiliche Überwachung der Prostituierten eingeführt, im Juli 1859, ein „Untersuchungsamt" errichtet, in welchem Ärzte und Polizei zusammenwirkten. Es sind weiter Inspektionsreisen der Bezirksärzte angeordnet worden, und die Instruktion für dieselben vom 31. Oktober 1890 bestimmt im § 28, daß falls der Bezirksarzt eine syphilitische Person antrifft, er dieselbe dem Bezirksvorsteher anzuzeigen habe. Falls diese innerhalb einer gewissen kurzen Zeit nicht den Nachweis liefern kann, daß sie in ärztlicher Behandlung steht, habe der Gemeindevorsteher für deren Unterbringung im Krankenhaus zu sorgen. Einer Geschlechtskrankheit verdächtige Personen können zur Untersuchung gezwungen werden. Ebenso ist es Aufgabe des Arztes, bei geschlechtskranken Personen die Ansteckungsquelle zu ermitteln und auf Behandlung dieser hinzuwirken. In der Session des schwedischen Parlamentes im Jahre 1903 stellten die Parlamentsmitglieder Eduard Wawrinsky und Adolf Hedin den Antrag, die Regierung wolle eine Kommission von Fachärzten einsetzen mit der Aufgabe, eine Enquete abzuführen bezüglich der Maßnahmen, welche zweck Eindämmung der Geschlechtskrankheiten zu ergreifen wären. Mit königlichem Erlaß vom 6. November 1903 wurde dieses Komitee gesetzt. Das Komitee verrichtete eine äußerst eingehende und gründliche Arbeit. Der Bericht des Komitees an den König vom 31. Dezember 1910 umfaßt vier große Foliobände. Am 9. Juni 1911 wurde der Bericht der Generaldirektion der Krankenanstalten zur Äußerung vorgelegt. Diese Äußerung erfolgte 30. Juni 1915. In den Jahren 1911 und 1912 hatte die Gesellschaft schwedischer Ärzte eingehende Diskussionen über den Gegenstand durchgeführt. Am 15. Februar 1918 legte die Regierung dem Parlament den Gesetzentwurf vor, der ohne Debatte angenommen und am 20. Juni 1918 als **Gesetz betreffend Maßnahmen gegen die Verbreitung der Geschlechtskrankheiten** verlautbart wurde.

Die Grundsätze, welche in dem Gesetz zum Ausdruck kommen, sind die gleichen, wie sie in der letzten Zeit von den beiden Brüsseler Konferenzen 1899 und 1902 sowie von verschiedenen Fachmännern, Gesellschaften usw. aufgestellt wurden; sie bestimmen also Untersuchungs- und Behandlungszwang, beschränkte Anzeigepflicht und bieten als Gegenleistung das Recht der Kranken auf unentgeltliche Behandlung auf Kosten des Staates. Die Maßnahmen zur Bekämpfung der Geschlechtskrankheiten unterstehen (§ 2) unter Aufsicht der Gesundheitsbehörde in einer Stadt, wo ein Stadtarzt vorhanden ist diesem, in anderen Orten dem ersten Provinzialarzt des Regierungsbezirkes. In Städten, in denen Stadtärzte vorhanden sind, kann der Ortsgesundheitsrat einen besonderen Arzt, sogenannten **Gesundheitsinspektor**, zum Zwecke der Durchführung der Bekämpfung der Geschlechtskrankheiten anstellen. Erscheinen mehrere Ärzte notwendig, dann soll sich unter denselben wenigstens ein weiblicher Arzt befinden (§ 5). In Städten mit 20.000 und mehr Einwohnern sind für die Untersuchung und Behandlung Geschlechtskranker, unter Berücksichtigung der Bequemlichkeit der Bevölkerung **Polikliniken** derart einzurichten, daß ein Besuch derselben nicht die Art der Krankheit erkennen läßt. Die Kosten der Errichtung der Poliklinik trägt die Stadt, die Kosten für die Untersuchungen, einschließlich serologische, bakteriologische usw. sowie für die dem Patienten unentgeltlich beizustellenden Medikamente werden aus Staatsmitteln gezahlt (§ 5). In verseuchte Ortschaften werden Ärzte aus Staatsmitteln entsendet (§ 7).

Jeder Geschlechtskranke, der sich noch im ansteckenden Stadium befindet, ist **verpflichtet, sich behandeln zu lassen** (§ 3). Jedermann, der befürchtet, von einer Geschlechtskrankheit befallen zu sein, ist **berechtigt**, sich von einem der genannten Ärzte oder in einer Poliklinik unentgeltlich untersuchen zu lassen, ebenso wie jeder Geschlechtskranke Anspruch hat auf unentgeltliche Behandlung seitens der bestellten Ärzte oder der Poliklinik, Anspruch hat auf kostenlose Ausstellung der von dem Geschlechtskranken verlangten Bescheinigungen, endlich Anspruch hat auf kostenfreie Pflege und Behandlung in einem Krankenhaus (§ 4). Der Arzt, der einen Geschlechtskranken in Behandlung nimmt, ist verpflichtet, demselben die nötigen Weisungen bezüglich der Behandlung und des Verhaltens zu geben, ihn auf das Sträfliche der Übertragung seiner Erkrankung oder der Verehelichung aufmerksam zu machen. Gedruckte diesbezügliche Merkblätter werden den Ärzten von der Medizinalverwaltung zur Verfügung gestellt (§ 5). Ist der Arzt der Ansicht, daß der Geschlechtskranke sich nicht nach den ihm erteilten Weisungen halten wird, oder hat der Kranke die Behandlung bei ihm unterbrochen, ohne ihm nachzuweisen, daß die Behandlung von einem anderen Arzt übernommen worden ist, so hat der Arzt den Patienten bei dem Gesundheitsinspektor schriftlich anzuzeigen (§ 9).

Der Gesundheitsinspektor hat auf diese Anzeige hin den Patienten entweder vorzuladen und selbst zu untersuchen oder ihn zu veranlassen, eine Bescheinigung darüber vorzulegen, daß er von einem Arzt untersucht wurde (§ 14). Der Gesundheitsinspektor hat, wenn diese Bescheinigung ergibt, daß der Patient noch behandelt werden muß, zu entscheiden, ob der Patient sich bei einem Arzte oder in einem öffentlichen Krankenhaus behandeln lassen solle (§ 15). Kommt der Patient der Aufforderung, sich untersuchen oder behandeln zu lassen, nicht nach, dann hat der Gesundheitsinspektor die Angelegenheit an die Gesundheitsbehörde weiter zu leiten, welche über ärztliche Untersuchung oder die Aufnahme in einem Krankenhaus zu entscheiden hat. In dringenden Fällen kann der Gesundheitsinspektor gegen nachträgliche Entscheidung der Gesundheitsbehörde selbständig vorgehen (§ 21). Gesundheitsinspektor und Gesundheitsbehörde sind berechtigt, zur Durchführung ihrer Verfügungen die Unterstützung der Polizei anzurufen (§ 22).

Über die Maßnahmen bezüglich der Aufklärung der Bevölkerung über die Bedeutung der Geschlechtskrankheiten und deren Vorbeugung bestimmt der König (§ 27).

§ 25 bestimmt endlich, daß alle Amtspersonen, welche dienstliche Kenntnis von den Vorgängen bei dem Gesundheitsinspektor oder

der Gesundheitsbehörde erhalten haben, zur Wahrung des Amtsgeheimnisses verpflichtet sind.

Eine weitere Bestimmung ist die des § 11, dahingehend, daß jeder Arzt, der einen Fall frisch erworbener Geschlechtskrankheit in Behandlung nimmt, verpflichtet ist, nach jener Person zu forschen, von welcher die Geschlechtskrankheit erworben wurde, und diese Infektionsquelle dann dem Gesundheitsinspektor des Ortes anzuzeigen, der gegen sie im Sinne des § 14 vorzugehen hat.

Erfährt ein Arzt, daß der Geschlechtskranke, während die Krankheit noch ansteckungsfähig ist, sich zu verehelichen beabsichtigt, so ist er (§ 10) verpflichtet, unverzüglich dem Gesundheitsinspektor des Ortes hievon schriftlich Anzeige zu erstatten. Der Gesundheitsinspektor leitet nach § 17 die Anzeige an den Pfarrer derjenigen Gemeinde, in welcher der Angezeigte kirchlich eingetragen ist und diese wieder an diejenige Behörde, bei welcher die gegen die Ehe vorliegenden Hindernisse anzumelden sind. § 31 endlich bestimmt, daß die Überwachung des Dirnentums, die Eintragung von Dirnen zur ärztlichen Untersuchung aufgehoben sei.

Nicht unwesentlich anders durchgeführt sind dieselben Grundsätze in Norwegen. Die Reglementierung wurde im Jahre 1884 in den größeren Städten eingeführt, aber 1887 bereits wieder aufgehoben. Ein besonderes Gesetz zur Bekämpfung der Geschlechtskrankheiten besitzt Norwegen nicht. Die Bekämpfung derselben erfolgt auf Grund des allgemeinen Sanitätsgesetzes vom Jahre 1860, das die Bekämpfung von „gefährlichen epidemischen und ansteckenden Krankheiten“ im allgemeinen behandelt und dem Gesundheitsamt jedes Ortes aufträgt, „das gegenüber solchen Krankheiten Erforderliche zu verfügen“. Nachdem dieses Gesetz keine taxative Aufzählung jener Erkrankungen enthält, auf welche es sich bezieht, ist es gegen jede epidemische ansteckende Erkrankung, also auch gegen die Geschlechtskrankheiten, verwendbar, und erfolgt die Einführung der entsprechenden Maßregeln auf dem Verordnungswege. In dieser Weise wurde bereits 1876 für die Ärzte in Christiania die Verpflichtung festgelegt, alle Fälle von Geschlechtskrankheiten namenlos, die der gemeingefährlichen, nachlässigen Kranken mit Namen dem Gesundheitsamt anzuzeigen, nebst Angaben über die Ansteckungsquelle, falls diese feststellbar ist. Die in dieser Weise angezeigte Ansteckungsquelle, gleichgültig ob Mann oder Weib, Prostituierte oder nicht, wird dann von der Gesundheitsbehörde aufgefordert, sich zur ärztlichen Untersuchung im Gesundheitsamt vorzustellen (für Frauen durch eine Ärztin) oder das Zeugnis eines Arztes vorzulegen, daß der oder die Betreffende gesund oder andernfalls in genügender ärztlicher Behandlung steht. Wird dieser Aufforderung nicht entsprochen, kann das Gesundheitsamt die polizeiliche Vorführung veranlassen. Wurde dann die betreffende Person krank befunden, dann kann sie nach § 18 und 21 des Sanitätsgesetzes in das Krankenhaus gebracht werden. Die Geschlechtskranken haben in Norwegen im allgemeinen keinen Anspruch auf freie ärztliche oder Spitalsbehandlung. Nur in den Fällen zwangsweiser Einweisung in ein Krankenhaus durch das Gesundheitsamt erfolgt die Kostentilgung durch die Gemeinde, welcher die Person angehört.

Solche Zwangsuntersuchungen durch das Gesundheitsamt sind auch zulässig an Personen, welche wegen innigen Zusammenlebens mit einem Geschlechtskranken im Verdacht der Ansteckung stehen.

Besonderes Gewicht wird darauf gelegt, die Geschlechtskranken auf die Verantwortung aufmerksam zu machen, die ihre Krankheit ihnen auferlegt. Zu diesem Zwecke werden den Ärzten, Krankenanstalten, Ambulatorien Merkblätter zur Verfügung gestellt, welche die Paragraphe des Strafgesetzes enthalten, die sich auf die Übertragung einer Geschlechtskrankheit beziehen. Die aus der Behandlung entlassenen Geschlechtskranken müssen einen Revers unterschreiben, in welchem sie erklären, daß sie wissen an Syphilis zu leiden, wissen, daß ihre Erkrankung noch mehrere Jahre dauern wird, wissen, daß es strafbar ist, wenn sie in irgend einer Weise andere der Ansteckung aussetzen und die betreffenden §§ 155 und 358 des Strafgesetzes kennen. Auch Privatärzte können unter Umständen vom Patienten die Unterzeichnung dieses Reverses verlangen.

Am frühzeitigsten erfuhr die Bekämpfung der Geschlechtskrankheiten eine zielbewußte gesetzliche Regelung in Dänemark in dem Gesetz betreffend die Bekämpfung der öffentlichen Unsittlichkeit und venerischen Ansteckung, das zuerst am 10. April 1874 erschien, am 1. März 1895 und am 30. März 1906 novelliert wurde. Die ersten beiden Gesetze sind reglementaristisch und enthalten in den §§ 3 bis 9 genaue Vorschriften über die sanitätspolizeiliche Überwachung der Prostituierten, die letzte Novellierung ist abolitionistisch, stellt an die Spitze im § 1 die Bestimmung: Die polizeiliche Gestattung der Prostitution wird aufgehoben und stellt in den weiteren drei Paragraphen Bestimmungen wegen der öffentlichen Provokation, Verbot der Bordelle, Kuppelei fest. Der § 5 des Gesetzes von 1906 wiederholt die Bestimmungen der beiden älteren Gesetze: Personen, die an Geschlechtskrankheiten leiden, sind ohne Rücksicht darauf, ob sie selbst die Kosten ihrer Heilung zu bestreiten vermögen oder nicht, berechtigt, ärztliche Behandlung auf öffentliche Kosten zu fordern; auch sind sie verpflichtet, sich einer derartigen Kur zu unterwerfen, sofern sie nicht den Beweis erbringen, daß sie sich in privater ärztlicher Behandlung befinden. Sind die Verhältnisse der erkrankten Person derart, daß die Übertragung der Krankheit auf andere Personen nur durch ihre Absonderung verhindert werden kann, oder halten die Kranken die zur Verhütung der Ansteckung erlassenen Vorschriften nicht ein, so sollen sie zur Kur in ein Krankenhaus gebracht werden. Die Entscheidung hierüber ist, wenn nötig, von den Amtsmännern, in Kopenhagen von dem Polizeidirektor unter Mitteilung an den Justizminister zu treffen; auch kann die Erfüllung der Verpflichtungen von den oben genannten Behörden durch Geldstrafen und, wenn dies nichts fruchtet, durch Vorladung vor die Polizei erzwungen werden. Personen, die dauernde Unterstützung aus der Armenkasse beziehen und bei denen geschlechtliche Erkrankungen nachgewiesen sind, sind zur Kur in ein Krankenhaus zu bringen.

Der § 6 bestimmt, daß, wenn bei Behandlung der Krankheit oder nach ihrer Beendigung es im Hinblick auf die Ansteckungsgefahr für nötig erachtet wird, daß der Kranke noch weiter unter ärztlicher Aufsicht bleibt, ihm von Seiten des Arztes die Verpflichtung aufzuerlegen ist, sich zu bestimmten Zeiten bei ihm einzufinden, oder ihm eine schriftliche Bescheinigung darüber vorzulegen, daß seine Behandlung von einem anderen autorisierten Arzte übernommen wurde. Entsprechende Formulare sind bei dem betreffenden Stadt- oder Bezirksarzt zu haben. Übertritt der Kranke diese Vorschrift oder will ihn der Arzt nicht mehr behandeln, oder erbringt der Kranke trotz Aufforderung nicht den schriftlichen Nachweis, daß seine Behandlung von einem anderen Arzte übernommen worden ist, so ist dies unverzüglich dem zuständigen öffentlichen Arzte oder Untersuchungsarzte zu melden, der seinerseits hierauf den Betreffenden aufzufordern hat, sich gemäß § 13 bei ihm zur Untersuchung einzufinden.

Im § 7 wird den Ärzten die Pflicht auferlegt, jeden Patienten, der an einer Geschlechtskrankheit leidet, auf die Ansteckungsgefahr und auf die gerichtlichen Folgen aufmerksam zu machen, die eintreten würden, wenn jemand von ihm angesteckt oder der Ansteckung ausgesetzt werden sollte. Insbesondere ist der Betreffende zu warnen, eine

Ehe einzugehen, solange noch eine Ansteckungsgefahr vorhanden ist. Entsprechende Merkblätter sind bei den Amtsärzten zu haben.

Der § 9 bezieht sich auf die Übertragung der Syphilis zwischen Amme und Säugling.

§ 10 setzt fest, daß Personen, die im Verdacht stehen, geschlechtskrank zu sein, auf Verlangen der Polizei mit ihrer ausdrücklichen Einwilligung einer ärztlichen Untersuchung unterworfen werden dürfen. Im Falle der Weigerung hat das Gericht, falls es den Verdacht als begründet befindet, zu entscheiden, daß die Untersuchung ohne Einwilligung stattzufinden hat.

§ 11 sagt, daß im letzteren Falle der Betreffende das Recht hat, zu verlangen, daß er von einem Arzte seines Geschlechtes untersucht werde, falls die Umstände dies gestatten.

§ 13 sagt, daß in jedem Falle, in dem der öffentliche oder untersuchende Arzt mit Rücksicht auf Ansteckungsgefahr es für notwendig erachtet, er dem Betreffenden die Verpflichtung auferlegen kann, sich zu einer bestimmten Zeit zur Untersuchung bei ihm einzufinden.

Im § 14 endlich wird bestimmt, daß, wer auf öffentliche Kosten in einem Krankenhause zur Behandlung untergebracht ist, das Krankenhaus nicht verlassen darf, bevor er vom Arzt entlassen worden ist.

Bei Verfehlungen gegen dieses Gesetz kommen nach § 16 die Vorschriften des allgemeinen bürgerlichen Strafgesetzes in Anwendung. Verfehlungen gegen die §§ 6, 7, 8, 9, 14 werden wie öffentliche Polizeisachen, doch unter Ausschluß der Öffentlichkeit behandelt.

Und nun noch einige Worte über Italien, wo verschiedene Prinzipien und Ansichten einander in kurzen Zwischenräumen folgten. Am 20. Juli 1855 gab der Minister des Innern Urbano Ratazzi, beraten von dem bekannten Syphilidologen Sperino, eine Verordnung heraus, die sich im Wesen an das Brüsseler Reglement anlehnte. Diese Verordnung setzte zunächst ein Sanitätsamt ein, das die Prostitution in allen Belangen, welche die Volksgesundheit betrafen, zu überwachen hatte. Die Einschreibung der Prostituierten wurde der Polizei entzogen und dem Sanitätsamt übertragen. Durch soziale Mittel sollte die Rückkehr zur bürgerlichen Lebensweise den Prostituierten erleichtert werden. An die Spitze des Sanitätsamtes wurde ein Direktor gestellt, dessen Aufgabe es war, alle Maßregeln zu treffen, die geeignet waren, der Ausbreitung der Geschlechtskrankheiten entgegenzutreten. Weitere Bestimmungen bezogen sich auf die Bordelle, welche je nach der Taxe, die sie vom Besucher verlangten, in Klassen eingeteilt, und deren jährliche Abgabe an das Sanitätsamt festgesetzt wurde. Endlich wurden die Taxen, welche die Prostituierten für die Inskription, für die ärztliche Untersuchung und an das Sanitätsamt zu entrichten hatten, festgesetzt. Das Reglement Ratazzi blieb nur kurze Zeit bestehen. Auch von Prof. S p e r i n o beraten, gab der Ministerpräsident C a v o u r am 15. Februar 1860 eine neue Verordnung, das „Regolamento Cavour“, heraus. Dieselbe ist nur der Überwachung der Prostitution gewidmet, behält das Sanitätsamt bei, das ausschließlich für die Überwachung der Prostitution bestimmt und der Polizeibehörde affiliiert ist, deren Organe (Guardie di pubblica sicurrezza) mit der Überwachung der Prostituierten betraut sind, und gibt in 98 Artikeln ausführliche Anweisungen über den ärztlichen Dienst, die Einschreibung der Prostituierten, die denselben bezüglich ihres Verhaltens in der Öffentlichkeit auferlegten Verpflichtungen, ärztliche Untersuchung, die Bordelle, die Zwangsbehandlung der Prostituierten, und bestimmt, wie das Regolamento Ratazzi, die Taxen für die Inskription, ärztliche Untersuchung, und die Taxe, die an das Sanitätsamt abzuliefern ist.

Die abolitionistische Bewegung, von England ausgehend, fand in Italien Eingang und einen guten Boden. Männer, wie J o s e f und E r n s t N a t h a n, A g o s t i n o B e r t a n i, de R e n z i, C a i r o l i, B o v i o u. v. a., schlossen sich ihr an und entfalteten eine lebhafte Agitation im Parlament und im Lande. Die Minister D e p r e t i s, dann C r i s p i setzten unter dem Drucke der öffentlichen Meinung Kommissionen zum Studium der Frage ein, und als Endprodukt vieler Beratungen resultierte die sogenannte R i f o r m a C r i s p i, die aus drei Verordnungen bestand, dem Regolamento sulla prostituzione und sulla profilaxi e la cura delle mallattie veneree, beide erlassen am 29. März 1888, und dem Regolamento sui dispensarii celtici, erlassen am 19. Juli 1888. Der leitende Gedanke dieser Verordnungen war, die Wahrung des öffentlichen Anstandes zu sichern und öffentliche Verletzungen der guten Sitten zu verhindern; das Volkswohl und die Volksgesundheit zu schützen, indem die Besitzer öffentlicher Häuser persönlich für gesundheitliche Schäden in denselben haftbar gemacht wurden, und die Sicherheitsbehörde sich vorbehält, sanitäre Revisionen in denselben abzuhalten und bei Verfehlungen mit deren Schließung vorzugehen; Schutz der persönlichen Freiheit des Weibes gegenüber allen denjenigen, welche es ausbeuten und unterdrücken wollen, Unterstützung und Begünstigung aller Momente, welche der Gefallenen die Rückkehr in das bürgerliche

Leben erleichtern, Erleichterung der Behandlung für beide Geschlechter durch Errichtung von Spitälern und Ambulatorien für unentgeltliche Behandlung.

Das Regolamento Crispi funktionierte nur drei Jahre und wurde eigentlich auch während dieser Zeit sehr lässig gehandhabt. Stimmen wurden laut, daß die Geschlechtskrankheiten eine wesentliche Zunahme erfuhren. Bei der Militärmarine von 14·3 auf 33%. Am 27. Oktober 1891 erschien das vom Ministerpräsidenten Nicotera gezeichnete neue „regolamento“, das sich auch hauptsächlich mit der Überwachung der Prostitution befaßt. Die Riforma Crispi ließ die Frauen im allgemeinen, gleichgültig welcher ihr Lebenswandel war, ohne Überwachung und beschränkte die Überwachung nur auf die öffentlichen Bordelle. Aber auch für die Insassen dieser wurde die Verpflichtung regelmäßiger ärztlicher Untersuchungen aufgehoben, es wurden nur Stichproben gemacht, die krank befundene Prostituierte wurde nicht im „Sifilicomium“, eine Art von Mischung zwischen Spital und Kerker, eingeschlossen, denn diese wurden aufgehoben, sondern erhielt viele Begünstigungen, um sich freiwillig und ausgiebig zu behandeln. Die Reform von Nicotera erweiterte etwas den Kreis der Weiber, die der Überwachung unterlagen, für welche regelmäßige ärztliche Untersuchung zur Pflicht gemacht wurden, sie gestattet der Prostituierten aber die Wahl des Untersuchungsarztes. Sie verpflichtet die krank Befundene, sich behandeln zu lassen und für die Dauer der Erkrankung der Prostitution fern zu bleiben, aber sie spricht keinen Hospitalzwang aus, bestimmt dagegen, daß die Sanitätsbehörde eine Kontrolle zu üben hat. Zu diesem Zwecke haben die Vertrauensärzte der Prostituierten die Verpflichtung, die krank Befundene der Sicherheitsbehörde anzuzeigen. (Art. 41.)

Wie wir sehen, pendelt das Regolamento Nicotera zwischen Abolitionismus und Reglementarismus. Als Beispiel seiner Inkonsequenz seien nur die Art. 38 und 39 angeführt. Der erste Artikel besagt, daß die Frauen, die in einem Prostitutionslokal (auch die Wohnung einer einzelnen Prostituierten ist ein solches) angetroffen werden, gegen ihren Willen nicht untersucht werden dürfen, wenn sie aber die Untersuchung verweigern, als krank angesehen und gleich diesen zu behandeln sind. Und der nächste Artikel (39) ordnet an, daß die Krankbefundenen in das Spital zu bringen sind, wenn sie nicht Garantien dafür bieten, daß sie sich entsprechend behandeln und bis zur Ausheilung die Prostitution unterlassen wollen.

Die letzten Jahre waren, besonders in Deutschland, der Diskussion gewidmet, ob jene Maßregeln, die in Dänemark, Schweden eingeführt wurden und allem Anscheine nach sowie nach vorliegenden Berichten sich bewährt haben, sich nicht auch für uns empfehlen würden. Wir haben bereits darauf hingewiesen, daß diese Forderung schon alt ist, daß die Aufnahme der Geschlechtskrankheiten in das allgemeine Seuchenbekämpfungsgesetz verlangt, gefordert wird, daß bei der Bekämpfung der Geschlechtskrankheiten jene Gesichtspunkte, jene Maßregeln zur Geltung kommen, die allen anderen ansteckenden Erkrankungen gegenüber gelten. An diese Forderung schließt sich meist auch die, die Forderung nach Beseitigung der Reglementierung, der Kontrolle der Prostituierten, an.

Wir haben unseren Standpunkt gegenüber dieser Frage schon festgelegt, betont, daß die Reglementierung der Prostitution einmal deshalb wertlos ist, weil die Zahl der dieser unterliegenden Personen sehr klein ist, weil aber vor allem die sanitätspolizeiliche Untersuchung, die Form, in der sie geübt wird, unseren medizinischen Kenntnissen nicht mehr entspricht, als wertlos bezeichnet werden muß, aber Verbesserungen im Sinne des neuesten Standpunktes der Wissenschaft kaum verträgt.

Es ist auch ohneweiters zuzugeben, daß die Reglementierung der Prostitution den wilden Geschlechtsverkehr steigert, indem die Polizei nur der geheimen Prostitution nachgeht, gegenüber der Provokation und den sittlichen Verfehlungen der inskribierten Prostituierten sehr nachsichtig ist. Es ist also auch vom sanitären Standpunkt die Aufhebung der Sittenkontrolle erwünscht.

Was nun aber die Bekämpfung der Geschlechtskrankheiten in Analogie mit den anderen ansteckenden Erkrankungen betrifft, so ist zunächst zu erwähnen, daß Ansätze zu solchen Bestimmungen in Mitteleuropa schon lange vorhanden waren, meist aber auf dem Papier blieben.

So bestimmte in Preußen ein Medizinaledikt vom 8. August 1835 in seinem § 65: Die Anzeige an die Ortspolizei ist nicht bei allen an syphilitischen Übeln leidenden Personen ohne Unterschied erforderlich, sondern nur dann, wenn nach dem Ermessen des Arztes von der Verschweigung der Krankheit nachteilige Folgen für den Kranken selbst oder für das Gemeinwesen zu befürchten sind. In diesen Fällen ist der betreffende Arzt dazu verpflichtet, und eine Vernachlässigung seiner diesfälligen Obliegenheiten soll mit einer, in Wiederholungsfällen zu verdoppelnden Geldstrafe von 5 Talern geahndet werden.

§ 69: Die Polizeibehörden haben dafür zu sorgen, daß die Ärzte und Wundärzte, besonders die bei den Krankenhäusern angestellten, wenn sie syphilitisch angesteckte Personen in die Kur nehmen, auszumitteln suchen und der Polizeibehörde anzeigen, von wem die Ansteckung herrühre, damit liederliche und unvermögende Personen, von deren Leichtsinn die weitere Verbreitung des Übels zu befürchten und bei denen ein freiwilliges Aufsuchen ärztlicher Hilfe nicht zu erwarten ist, untersucht, in die Kur gegeben und überhaupt die zur Verhütung einer weiteren Verbreitung des Übels durch die Umstände gebotenen Maßregeln getroffen werden können.

Also eine beschränkte ärztliche Anzeigepflicht, deren Befolgung selbst unter Strafe gestellt ist, und ein Behandlungszwang, Ermittlung der Infektionsquelle und Untersuchungszwang.

In Österreich besagt die Instruktion an die Bezirksärzte in Oberösterreich vom 11. August 1854 im § 16: Entdeckt ein Bezirksarzt, daß mehrere oder auch nur einzelne Kranke an der Syphilis leiden, welche entweder fahrlässig oder in Mitteln zu beschränkt sind, um sich einer ordnungsmäßigen Kur zu unterziehen, die sich Kurpfuschern anvertrauen oder überhaupt Anlaß zur Besorgnis geben, so hat er dahin zu trachten, daß solche Kranke von den Gesunden abgesondert, durch Lokalärzte unter seiner eigenen Überwachung und Leitung behandelt oder in Krankenanstalten transferiert werden.

Ein Erlaß des Ministeriums des Innern vom 20. Oktober 1879 schreibt vor: Syphiliskranke, welche aus eigenen Mitteln die Kosten der entsprechenden Behandlung nicht zu tragen vermögen, daher der Armenpflege anheimfallen, sind, wo tunlich, zur Sicherung des Heilerfolges und zur Verhinderung der Weiterverbreitung der Krankheit an allgemeine öffentliche Krankenanstalten zur Heilung abzugeben, und hat dieser Vorgang immer dort stattzufinden, wo wegen Mangel von Einrichtungen zur Unterbringung und Behandlung der Kranken in der Gemeinde und Unstatthaftigkeit der Belassung der Kranken in seiner Wohnung der vorgedachte Zweck nicht erreicht werden kann.

Also auch hier wird ein Vorgang angeordnet, der den Untersuchungszwang voraussetzt und Behandlungszwang vorschreibt.

Die wesentlichsten Mittel zur Bekämpfung einer Infektionskrankheit bestehen nun nach den bestehenden Seuchengesetzen darin, daß man sich bemüht, alle Kranken und Krankheits- sowie Ansteckungsverdächtigen aufzudecken, die ersteren untersucht und unter Beobachtung nimmt, die letzteren isoliert und behandelt. Wenn nun diese Maßregeln auch auf die Geschlechtskrankheiten in Anwendung kommen, so kann diese nicht in einer sklavischen Nachahmung der bei den anderen Infektionskrankheiten üblichen Maßregeln geschehen, es muß auf die Eigenart der Geschlechtskrankheiten Rücksicht genommen werden.

Diese Eigenart dokumentiert sich in zwei Richtungen. Zunächst in dem Wesen der Erkrankungen selbst, die, von wenigen Ausnahmen abgesehen, den Patienten wenig belästigen, das Bewußtsein, daß er an einer schweren Erkrankung leidet, in dem Patienten nicht aufkommen lassen, so demselben die Notwendigkeit energischer Behandlung nicht aufdrängen.

Das letzte Moment fällt um so mehr in die Wagschale, als die lange Dauer der Erkrankung, deren chronischer Verlauf, die Tatsache, daß der Patient während der Erkrankung und Behandlung seinem Beruf und Broterwerb nachgehen muß, so daß der Patient durch die Behandlung fast mehr als durch die Erkrankung in seinem Beruf behindert wird, dem Patienten die Krankheit als das kleinere, die Behandlung als das größere Übel erscheinen lassen, anderseits die lange dauernde Behandlung dem Patienten auch größere materielle Opfer auferlegt.

Hiezu kommt nun noch das zweite Moment, die unglückliche Anschauung, welcher man überall begegnet, das diffamierende Moment, das den Patienten nötigt, seine Erkrankung geheim zu halten, ihn zwingt, seine Behandlung geheim, unauffällig durchzuführen.

Diese beiden Momente erschweren jede Bekämpfung ganz wesentlich. Wir haben ja früher hervorgehoben, wie der Wegfall des letzteren Momentes in Schweden die Einführung aller Maßnahmen wesentlich förderte.

Aufdeckung aller Kranken, Krankheits- und Ansteckungsverdächtigen, Untersuchung und Beobachtung dieser, Behandlung der Kranken sind also wie gesagt die Formeln, nach denen auch bei den Geschlechtskrankheiten unter Anpassung an deren Eigenart vorzugehen wäre.

Als erstes Mittel käme zunächst die Ermittlung der Infektionsquelle in Betracht. Prinzipiell ist gegen diese Bestimmung, die auch in den Gesetzen der nordischen Staaten festgelegt ist, nichts einzuwenden. Der Erfolg ist nicht zu überschätzen und hängt von Momenten ab, die einmal in der Natur der Erkrankung, dann aber in äußeren Umständen liege. Was den ersten Umstand betrifft, ist die Feststellung der Infektionsquelle dem Patienten selbst d u r c h d i e I n k u b a t i o n s z e i t erschwert, die die beiden hier in Betracht kommenden Erkrankungen besitzen und die bei Gonorrhoe meist 4 bis 6 Tage, aber auch mehrere Wochen dauern kann, während sie bei Syphilis mindestens 16 bis 18 Tagen, nicht selten aber auch 4 bis 5 Wochen dauert. Der Patient ist, falls er mit verschiedenen Personen in kurzem Intervall verkehrte, stets geneigt, den letzten Geschlechtsverkehr zu beschuldigen. Die Ermittlung der Infektionsquelle stößt aber häufig auch auf das Hindernis, daß der Patient die Person, die er beschuldigen zu sollen glaubt, n i c h t z u i d e n t i f i z i e r e n, Name, Beruf, Adresse nicht anzugeben vermag. Dies ist insbesondere in der Großstadt der Fall, wo eine flüchtige Straßenbekanntschaft rasch zu intimem Verkehr führt, beide Teile einander nicht kennen, ihre Identität nicht feststellen, so daß im Falle der Infektion eines Teiles dieser keine geeigneten Angaben machen kann. Günstiger liegen die Umstände in der kleinen Provinzstadt und am Lande, wo die einzelnen Bewohner einander kennen, also eine Identifizierung leichter möglich ist. Hiezu kommt noch, daß nicht wenige Infizierte, Männer und Frauen, auch wenn sie den infizierenden Teil genau kennen, absichtlich keine Angaben machen werden, entweder weil sie denselben schonen wollen, oder weil sie fürchten, daß aus der Nennung desselben ihnen Unannehmlichkeiten erwachsen, und daß anderseits unrichtige Angaben aus Bosheit oder Rache gemacht werden.

In der Tat gibt auch H a u s t e i n (Zeitschrift f. soc. Hyg. 1921 an, daß die Meldepflicht der Infektionsquelle in Schweden in den Großstädten nur einen geringen Erfolg (10%), bessere Erfolge dagegen in den kleinen Städten und am Lande hatte. H a m s t e e n (Zeitschrift z. Bek. d. Geschlechtskrankheiten. Bd., X. 1910) gibt für Norwegen weniger günstige Resultate an, indem in C h r i s t i a n i a im Jahre 1906 von 1889 Angaben nur 162, im Jahre 1907 von 1567 Angaben nur 139 brauchbare Resultate ergaben. Günstiger sind die Berichte aus S t o c k h o l m, wo M ö l l e r (Zeitschrift f. Beh. d. Geschlechtskrankheiten, Bd. V. 1906) und M a r k u s (Acta dermato- venerol. Bd. I. 1920) angeben, daß von den nicht prostituierten Frauen fast alle, von den Männern etwa 20% brauchbare Angaben machten. Jedenfalls stehen die Verhältnisse aber so, daß es bedenklich ist, wenn ein Gesetz wie das schwedische (§ 10) die Ermittlung des Geschlechtskranken n u r a u f d i e s e m W e g e zu erreichen strebt. Der Erfolg einer Maßregel zur Bekämpfung einer Infektionskrankheit setzt voraus, daß es gelingt, alle oder doch die Mehrzahl der Infizierten aufzudecken; nur dann kann die Maßregel erfolgreich sein. Die Maßregel des § 11 verspricht zu wenig Erfolg, als daß sie den Stützpunkt des ganzen Gesetzes abgeben könnte. Wir werden darauf noch zu sprechen kommen.

Ist nun die Gesundheitsbehörde durch die oben angegebene, durch den Arzt vermittelte Anzeige des Infizierten oder in anderer Weise in Kenntnis gekommen, daß eine Person an einer Geschlechtskrankheit leidet und trotzdem Geschlechtsverkehr ausübt, dann ist es Aufgabe der Behörde, zunächst festzustellen, daß der durch die Anzeige oder in anderer Weise geweckte Verdacht auch begründet, die betreffende Person tatsächlich geschlechtskrank ist; die betreffende krankheitsverdächtige Person muß untersucht, deren Gesundheitzustand festgestellt werden. Es ist dies eine Einschränkung der persönlichen Freiheit, welche im Interesse der Allgemeinheit, aber auch in Interesse der Person selbst liegt. Die Feststellung des Gesundheitszustandes kann auf zweifache Weise erfolgen. Indem die Behörde die betreffende Person, eventuell zwangsweise, durch ihre eigenen Vertrauensärzte untersuchen läßt, — Frauen werden dann, wo tunlich, durch weibliche Ärzte untersucht werden — oder schonender. indem sie der betreffenden Person aufträgt, ein Zeugnis eines zuverlässigen Arztes über ihren Gesundheitszustand den Behörden innerhalb kurzer Frist vorzulegen. Eine solche Bestimmung findet sich im schwedischen Gesetz (§ 14). Der Entwurf eines Gesetzes zur Bekämpfung der Geschlechtskrankheiten, der am 10. März 1920 dem deutschen Reichsrat vorgelegt wurde, hat die gleiche Bestimmung im § 3. Auch das dänische Gesetz hat im § 10 eine analoge Bestimmung mit der Einschränkung, daß zwangsweise Untersuchung, wenn der Krankheitsverdächtige sich weigert, nur dann vorgenommen werden darf, wenn das Gericht den Verdacht geschlechtlicher Erkrankung als begründet befunden hat. Das dänische Gesetz bestimmt außerdem im § 11, daß der Krankheitsverdächtige in diesem Falle das Recht hat, wenn dies durchführbar ist, zu beanspruchen, von einem Arzt seines Geschlechtes untersucht zu werden.

Ermittlung der Infektionsquelle, Untersuchung auch Zwangsuntersuchung des Krankheitsverdächtigen sind als solche noch keine Maßregeln zur Bekämpfung der Geschlechtskrankheiten, sie sind nur Einleitung für das Ergreifen solcher Maßregeln, die in der Behandlung, beziehungsweise Isolierung des Patienten bestehen.

Über die Tatsache, daß die gründliche Behandlung der Geschlechtskranken eine ganz wesentliche Bekämpfungmaßregel darstellt, kann kein Zweifel bestehen.

Durch die Behandlung werden die kontagiösen Erscheinungen beseitigt, das Rezidivieren solcher verhindert oder wesentlich seltener gestaltet, die Gefahr des Patienten für seine Umgebung wesentlich abgeschwächt. Aber erst während der Behandlung wird der Patient über die Bedeutung seiner eigenen Erkrankung, über die vom ihm ausgehenden Gefahren und die Wege zu deren Vermeidung belehrt. Soll aber die Behandlung ihrer doppelten Aufgabe, Heilung der Patienten, Schutz der Umgebung, gerecht werden, dann muß sie gründlich durchgeführt werden, der Patient soll nicht nur behandelt, sondern auch geheilt werden. Nun ist aber allüberall festzustellen, daß viele Patienten es mit der Behandlung nicht genügend ernst nehmen. Caesar Philipp (Münchner med. Wochenschrift 1914, Nr. 15) hat auf Grund von großen Zahlenreihen festgestellt, daß nur 11% der Syphilitischen sich genügend, 89% nicht genügend behandeln. Aus den vom britischen Gesundheitsamt veröffentlichen Zahlen (Brit. med. Journal 1921, Nr. 3171) der an Syphilis und Tripper leidenden Kranken, die ihre Kuren nicht bis zu Ende durchführten (29% Syphilis, 33% Tripper), geht ebenfalls hervor, daß ein größerer Teil der Kranken es mit seiner Behandlung nicht ernst genug nimmt und damit zu einer Zeit aufhört, zu der die Krankheit nicht erloschen, die Gefahr für die Umgebung nicht ganz beseitigt ist. Es ist auch ohne weiteres zuzugeben, daß die Behandlung für den Kranken mit zuweilen recht erheblichen Schwierigkeiten verbunden ist, auf die bereits hingewiesen wurde.

Will der Staat hier fördernd eingreifen, so hat er wohl einmal die Verpflichtung jedes Geschlechtskranken festzustellen, sich bis zu erlangter Ungefährlichkeit behandeln zu lassen, also eine Behandlungsverpflichtung auszusprechen, anderseits aber in Berücksichtigung der Eigenart der Geschlechtskrankheiten, die Durchführung der Behandlung tunlichst zu erleichtern. So spricht das dänische Gesetz zunächst im § 5 aus, daß der Geschlechtskranke verpflichtet ist, sich behandeln zu lassen, daß er, im Falle es die Umstände erfordern, zwangsweise in ein Spital abgegeben werden kann; der § 6 verpflichtet den Patienten, wenn der Arzt es für notwendig erachtet, nach Vollendung der Kur in ärztlicher Beobachtung zu bleiben, § 14 verpflichtet jene Patienten, welche auf öffentliche Kosten im Spital untergebracht sind, das Spital nicht ohne ärztliche Erlaubnis zu verlassen. Das schwedische Gesetz hat in den §§ 3, 9, 15, 20 analoge Bestimmungen.

Eine von der deutschen Reichsregierung am 11. Dezember 1918 erlassene Verordnung zur Bekämpfung der Geschlechtskrankheiten bestimmt im § 2, daß Geschlechtskranke, bei denen die Gefahr besteht, daß sie ihre Krankheit weiterverbreiten, zwangsweise einem Heilverfahren unterworfen, insbesondere in ein Krankenhaus überführt werden, wenn dies zur wirksamen Verhütung der Ausbreitung der Krankheit erforderlich erscheint. Der deutsche Entwurf eines Gesetzes zur Bekämpfung der Geschlechtskrankheiten, vorgelegt dem Reichsrat am 9. Februar 1922, stellt in den §§ 2, 3 denselben Behandlungszwang und die Möglichkeit der Isolierung des Patienten fest.

Ein weiteres Postulat geht aber dahin, es sei dem Patienten die Durchführung der Behandlung tunlichst zu erleichtern. Dies kann einmal im Punkte der Kostenfrage geschehen. Das dänische Gesetz im § 5, das schwedische im § 4 bestimmen, daß jeder Geschlechtskranke, auch im Falle er bemittelt ist, das Recht auf unentgeltliche Behandlung hat. Sie stehen auf dem Standpunkt, daß wenn der Staat von dem Kranken fordert, daß er sich im Interesse der Allgemeinheit behandeln lasse, er auch die Kosten dieser Behandlung auf sich nehmen müsse. Ganz einwandfrei ist diese Überlegung nicht, da ja dieser Behandlungszwang in allererster Linie im Interesse des nichtgenug einsichtsvollen Kranken selbst gelegen ist.

Wohl werden auch in Schweden und Dänemark nicht zuviel Bemittelte von dieser Begünstigung Gebrauch machen. Die ärztlichen Verhältnisse in den nordischen Ländern sind wesentlich günstiger als bei uns in Mitteleuropa. Unsere Ärzteschaft würde eine nicht unempfindliche Einbuße an ihrem Wirtschaftsleben erfahren. Auch haben das norwegische Gesetz sowie der deutsche Gesetzentwurf keine diesbezüglichen Bestimmungen, obwohl sie die Zwangsbehandlung festsetzten.

Die Behandlung der Geschlechtskrankheiten kann nun entweder in einem Krankenhause oder ambulatorisch erfolgen. Erstere ist hygienisch die günstigere, da damit eine Isolierung der Patienten verbunden ist, sie ist sozial die schwererwiegende, da sie den Patienten hindert, seinem Beruf oder Erwerb nachzugehen, ihn auch durch den Aufenthalt in einer Abteilung für Geschlechtskranke stigmatisiert. Es ist daher ganz richtig, wenn das Gesetz nur jene Kranke im Spitale isoliert, die vermöge ihrer besonderen Eigenschaften — Leichtsinn, Unvernunft, soziale Momente, wie Zusammenwohnen mit Vielen — und da sie ansteckende Erscheinungen darbieten, besonders gemeingefährlich sind. Die weitaus größte Mehrzahl der Geschlechtskranken wird stets die ambulatorische Behandlung beim Privatarzt, in der Krankenkasse, in den öffentlichen Ordinationsanstalten aufsuchen, schon aus dem Grunde, weil es wohl keinen Staat gibt, der allen seinen Geschlechtskrankcn ein Spitalsbett zur Verfügung stellen könnte. Jedenfalls hat jeder Staat die Verpflichtung, so viel Betten für Geschlechtskranke zur Verfügung zu halten, als der Nachfrage entsprechen, es darf nicht vorkommen, daß ein Geschlechtskranker, der ein Spitalsbett benötigt, weil er sich aus irgend einem Grunde außerhalb des Spitals nicht behandeln kann, ein solches nicht vorfindet.

Besonderes Augenmerk ist auf die ambulatorische Behandlung zu richten, vor allem für jene Kreise, die nicht in der Lage sind, die Behandlungskosten zu bestreiten. Das dänische Gesetz sieht in seinen §§ 6 und 12 die Anstellung von öffentlichen und Untersuchungsärzten vor, die täglich zu einer bestimmten Zeit in den verschiedenen Teilen der Stadt nach den Vorschriften der Gesundheitskommission Sprechstunden abhalten. In Schweden bestimmt der § 5 des Gesetzes die Errichtung von Polikliniken in genügender Zahl in Städten von über 20.000 Einwohnern und ordnet auch im § 6 die unentgeltliche Verabreichung von Medikamenten und Kosten der Krankenpflege an. Für den Fall, daß eine Geschlechtskrankheit auf dem Lande besondere Ausdehnung nimmt, werden eigene Ärzte bestellt.

Der deutsche Gesetzentwurf enthält keine diesbezüglichen Bestimmungen, welche sich auf die Behandlung beziehen, ordnet aber im § 14 an, daß im ganzen Reichsgebiete öffentliche Beratungsstellen in genügender Anzahl vorhanden sein müssen.

Die Geschlechtskrankheiten sind, wie schon erwähnt, oft chronisch verlaufende Erkrankungen; besonders die Syphilis hat in ihrem hochvirulenten sekundären Stadium einen chronisch-intermittierenden Verlauf. Rezidiven stellen sich in verschiedenen Intervallen ein, ohne den Patienten sonderlich zu belästigen, werden daher leicht übersehen, sind aber oft kontagiös. Auch die Gonorrhoe kann nach einer Zeit fast völliger Latenz exacerbieren und noch kontagiös sein. Es bedarf daher

der Patient nach Durchführung seiner Behandlung einer d a u e r n d e n
ä r z t l i c h e n K o n t r o l l e. Das d ä n i s c h e Gesetz, im § 6, das
s c h w e d i s c h e, im § 9, geben Bestimmungen bezüglich dieser
Kontrolle. Der d e u t s c h e Gesetzentwurf ordnet im § 8 an, daß der
Arzt Patienten, welche sich seiner Behandlung oder Beobachtung entziehen, der Beratungsstelle anzuzeigen hat, welche, wenn der Patient
ihren Weisungen nicht nachkommt, den Patienten der zuständigen
Behörde anzuzeigen hat. Nach dem deutschen Invalidenversicherungsgesetz vom 1. Jänner 1899 haben die Landesversicherungsanstalten
die Befugnis, ein Heilverfahren einzuleiten, um die infolge einer Erkrankung drohende Invalidität eines Versicherten abzuwenden, und
haben das Recht, jenen Versicherten die Rente zu verweigern, bei
denen sie nachweisen können, daß die Invalidität infolge Vernachlässigung, ungenügender oder fehlender Behandlung eintrat. Der § 1272
der Reichsversicherungsordnung besagt: Entzieht sich ein Erkrankter
ohne gesetzlichen oder sonst triftigen Grund dem Heilverfahren (§ 1269)
und wäre die Invalidität durch das Heilverfahren voraussichtlich ver-
hütet worden, so kann die Rente auf Zeit ganz oder teilweise ver-
sagt werden, wenn der Erkrankte auf diese Folgen hingewiesen
worden ist. Eine Entscheidung der sächsischen Landesversicherungsanstalt vom 15. Mai 1915 sagt: Solange ein Kassenmitglied sich
weigert, der gesetzlich begründeten Einweisung in ein Krankenhaus
Folge zu leisten, steht ihm keinerlei Unterstützungsanspruch gegen die
Krankenkasse zu.

Bei allen Erkrankungen, welche Berufsunfähigkeit, Einschränkung
der Berufsfähigkeit, Invalidität bedingen können, steht also den Landesversicherungsanstalten das Recht zu, den Patienten zur Durchführung
einer genügenden Behandlung zu zwingen. Daß die Geschlechtskrankheiten zu diesen Erkrankungen gehören, wird von keiner Seite
bestritten. Es haben also die Landesversicherungsanstalten das Interesse
an der Ausheilung der Geschlechtskrankheiten und die Möglichkeit,
diese Behandlung auch zu erzwingen. So bestimmt der § 529 der
Reichsversicherungsordnung: Gegen einen Versicherten, der die Kranken-
ordnung oder die Anordnungen des behandelnden Arztes übertritt...
kann der Vorstand der Kasse Strafen bis zum dreifachen Betrage des
täglichen Krankengeldes für jeden Übertretungsfall festsetzen.

Nun beträgt die Zahl der Personen, die nach dem Invalidenversicherungsgesetz versicherungspflichtig sind, im Jahre 1909: 15,444.300
Personen, also 24·2 Prozent der Gesamtbevölkerung; ein Viertel der

gesamten Einwohnerzahl des Deutschen Reiches ist also durch dieses Gesetz behandlungspflichtig geworden, kann also nach dem Gesetz, falls eine Erkrankung dies erfordert, fortlaufender Überwachung unterzogen werden. Zum Zwecke dieser Überwachung sind nun die Beratungsstellen eingeführt worden, deren erste anfangs 1914 in Hamburg entstand. Der Vorgang, der hiebei beobachtet wird, ist der, daß jeder Kassenarzt verpflichtet wird, den versicherungspflichtigen Kranken, falls er der Überwachung bedarf, nach der Entlassung aus der ersten Behandlung der zuständigen Beratungsstelle zu melden, welche den Kranken in einen Terminkalender einträgt und einige Tage vor der Fälligkeit des Termines schriftlich mahnt. Die Beratungsstelle ist also in erster Linie Überwachungs- und Evidenzstelle der nach dem Invalidenversicherungsgesetz Versicherten. Die Beratungsstelle übernimmt aber diese Evidenzhaltung und Mahnung für jeden von einem Privatarzt ihr übergebenen Kranken. Neben dieser Aufgabe erfüllt die Beratungsstelle noch eine zweite, die Untersuchung und Beratung aller, sei es vom Arzt geschickten oder spontan erscheinenden Geschlechtskranken. Sie nimmt Untersuchungen auf Gonokokken und Syphilisspirochaeten, Wassermann-Untersuchung des Blutes, Untersuchungen der Patienten selbst auf das Vorhandensein einer Geschlechtskrankheit vor, schließt aber grundsätzlich jede Behandlung aus. Hält sie die Notwendigkeit einer Behandlung für gegeben, so weist sie den Patienten je nachdem, an einen Privat-, Kassenarzt oder an ein öffentliches Ambulatorium.

Ist nun die Behandlung, wie oben angeführt, eine wesentliche Maßnahme, indem durch die Sorge für leicht zugängliche und gute Behandlung möglichst viele Ansteckungsquellen abgebaut werden, so kann sich der Staat auch darauf beschränken, keine Zwangsmaßregeln zu verfügen, sondern nur einmal die genügende Zahl von Krankenbetten zur Verfügung zu stellen, dann aber möglichst viel Einrichtungen für ambulatorische Behandlung zu schaffen. Der erste Staat, der auf diesem Standpunkte stand, war, wie wir schon sahen, Italien, das in dem Regolamento Crispi die Errichtung einer genügenden Zahl von Ambulatorien zur unentgeltlichen Behandlung mit Beistellung der Medikamente, der sogenannten Dispensarii celtici, vorsah.

Nach dem Kriege wurden in unserem verkleinerten Österreich 39 Behandlungsstellen für unentgeltliche Behandlung mit Beistellung der Medikamente errichtet, die in den Abendstunden von

5 bis 7 Uhr ordinieren; von diesen sind 22 in Wien, je eine in Wiener Neustadt und St. Pölten in Niederösterreich, 3 in Oberösterreich, 4 in Salzburg, je eine in Kärnten und Tirol in Tätigkeit.

Während des Krieges waren alle kriegführenden Staaten infolge bedeutender Zunahme der Geschlechtskrankheiten genötigt, gegen dieselben energischer vorzugehen. In Frankreich wurden die Grundlagen der ärztlichen Bekämpfung der Geschlechtskrankheiten endgültig in dem Erlasse des Ministeriums des Inneren 57 vom 5. Juli 1917 festgelegt. Dieser Erlaß schuf ein System von „services hospitaliers annexes". Diese umfassen freie ambulatorische und, wenn nötig, freie Krankenhausbehandlung auf Kosten eines besonderen Staatsfondes. Ambulante Patienten erhalten die Medikamente unentgeltlich beigestellt, und um den Rayon der einzelnen Ambulanz zu vergrößern, werden den Patienten die Fahrtauslagen vergütet. Bis anfangs 1920 waren in den Provinzen 100 solcher Behandlungsstellen errichtet, welche allen Schichten der Bevölkerung, auch Bemittelten, unentgeltliche Behandlung angedeihen lassen. In Paris selbst erfreut sich das von Vergne errichtete Institut prophylactique, das aus Staatsmitteln unterstützt wird, großen Zuspruches. Auch hier findet jedermann, auch der Bemittelte, Behandlung. Es besteht aus einem serologischen Laboratorium, das nach einer von Vergne angegebenen Präzipitationsreaktion das Serum Syphilitischer untersucht, durch seine „Syphilimetrie" besonders suggestiv auf das Publikum wirkt, und in zwei Behandlungsstellen, in welchen dank der „Syphilimetrie" der Zuspruch der Kranken groß und die Zahl der Dauerbeobachtungen nicht gering ist. Das Institut hat mehrere Filialen in Pariser Vororten und den klinischen Dienst in mehreren Spitälern. Infolge der unbegrenzt freien Behandlung stehen die Ärzte dem Institut feindlich gegenüber. Auch in England wurden auf Staatskosten 130 Ambulatorien für unentgeltliche Behandlung errichtet, mit Abendsprechstunden für Tagarbeiter.

Sehr energisch und großzügig wurde die Bekämpfungsaktion in den Vereinigten Staaten Nordamerikas angepackt. Auf Grund des Chamberlain-Kahn-Gesetzes vom Juli 1818 wurde beim Amt für öffentliche Gesundheitspflege eine eigene Abteilung für Geschlechtskrankheiten errichtet, deren Aufgabe es ist: „Zu bearbeiten und zu erforschen die Ursachen, Behandlung und Verhütung der Geschlechtskrankheiten; Zusammenarbeiten mit den einzelstaatlichen Gesundheitsbehörden zur Verhütung und Einschränkung solcher Krankheiten innerhalb des Staates; einzuschränken und zu verhüten die Ausbreitung dieser Krankheiten durch den Verkehr von Staat zu Staat." Die Beziehung der Abteilung für Geschlechtskrankheiten des Staatsamtes zu den Einzelstaaten ist also die Mitarbeit. Diese Art, die Geschäfte zu führen, stimmt mit dem allgemeinen Grundsatz in den Vereinigten Staaten überein, daß die Bekämpfung der Krankheiten eine örtliche Aufgabe und von den örtlichen und einzelstaatlichen Gesundheitsbehörden zu regeln ist. Das Reichsstaatsamt hat ein Mustergesetz zur Bekämpfung der Geschlechtskrankheiten ausgearbeitet, das den einzelnen Staaten als Paradigma für ihre Gesetzgebung dient und nach dem auch die einzelnen Staaten ihre Gesetze abfaßten. Die Sektion 3 dieses Gesetzes lautet: „Staat, Länder, städtische Gesundheitsbehörden werden hiemit angeregt und berechtigt, wenn nach deren Ansicht es im Interesse der Volksgesundheit liegt, Personen, die im Verdacht einer Geschlechtskrankheit stehen, zu untersuchen, so lange zurückzuhalten, bis das Ergebnis der Untersuchung bekannt ist, die Geschlechtskranken zu veranlassen, sich entweder von einem verläßlichen Arzt oder auf öffentliche Kosten behandeln zu lassen, ebenso wenn es das Volkswohl verlangt, Geschlechtskranke zu isolieren und zu quarantänieren. Es ist Pflicht aller Sanitätsbeamten des Staates und der örtlichen Behörden, die Quellen der Infektion aufzudecken, zusammenzuarbeiten mit den Ortsbehörden, deren Aufgabe es ist, gegen die Prostitution gerichtete Vorschriften zu verschärfen und Mittel zu deren Unterdrückung zu ergreifen." Die meisten Staaten haben von einander zum Teil etwas abweichende Gesetze erlassen. Als wesentlich wurde von allen die sorgfältige Behandlung Geschlechtskranker erkannt. Ein Netzwerk von „Kliniken" für ambulatorische Behandlung wurde eingerichtet. 1919 gab es 237, 1920 aber 427 solche Kliniken, in denen 1919 59.092, 1920 aber 126.131 Kranke behandelt wurden. In Florida wurde ein Ambulatorium eingerichtet, das, um auch ländliche Distrikte zu erreichen, mit Bahn oder Automobil befördert werden kann. Aber die Erleichterung der Behandlung durch Errichtung der Kliniken wurde als nicht genügend angesehen. Die Maßregeln zur Erfassung der Geschlechtskranken wurden in manchen Staaten sehr energisch betrieben. Nach einem Berichte an den sozialhygienischen Kongreß in Pittsburg, Februar 1922, wird in Pennsylvanien der Erfassung der Geschlechtskranken große Aufmerksamkeit geschenkt. Die Polizei bemüht sich, die Schlupfwinkel der Prostitution aufzudecken. Hat sie ein solches Haus aufgedeckt, dann wird dasselbe umstellt, alle Insassen arretiert und vor die Behörde gebracht. Hier werden alle einer ärztlichen Untersuchung unterzogen. Die Männer, welche keine Zeichen einer Geschlechtskrankheit zeigen, werden entlassen, gegen die Verpflichtung, sich für die Dauer der Inkubation an angegebenen Tagen an der Klinik zwecks Untersuchung einzustellen. Die Weiber werden quarantäniert, bis deren Untersuchung auf Geschlechtskrankheit und Schwachsinn durchgeführt wurde. Je nach dem Ergebnisse dieser werden sie entweder in eine Zwangsheilanstalt gegeben, deren es in Pennsylvanien gegenwärtig 33 gibt, in denen die Weiber fern von Straße und Prostitution der Behandlung obliegen, oder sie kommen in eine Anstalt für Schwachsinnige. Aber das Sanitätsgesetz fordert ein „follow-up System" eine Dauerbehandlung und Überwachung der Geschlechtskranken. Zu dem Zwecke werden dieselben an der Klinik in Evidenz gehalten und entweder, aber seltener, durch spezielle F ü r - s o r g e r u n d F ü r s o r g e r i n n e n aufgesucht oder schriftlich zum Besuch der Klinik aufgefordert; bei Nichterscheinen dem Gesundheitsamt gemeldet. Eine besondere Evidenzhaltung hat die psychiatrische Klinik der Harvard Medical School in New York eingerichtet, die in engerem Zusammenarbeiten mit den verschiedenen medizinischen und Wohlfahrtsorganisationen steht und den Fällen von Nerven- und kongenitaler Syphilis in den Familien nachgeht und bisher an 555 Familien von Spätsyphilitikern Untersuchungen anstellte und in $20^o/_o$ derselben die Effekte dieser Spätsyphilis feststellte.

Im Jahre 1918 hat der Kongreß besondere zwischenstaatliche Q u a r a n t ä n e v o r s c h r i f t e n herausgegeben, um zu vermeiden, daß sich die Patienten den strengen Gesetzen und der Kontrolle durch Ausreise in einen anderen Staat entziehen. Der Patient muß die Erlaubnis zur Ausreise bei einem in öffentlichem Dienst stehenden Arzt einholen, der eine Mitteilung an das Gesundheitsamt des Bestimmungsortes macht, wo sich der Patient zur Beobachtung und Weiterbehandlung vorzustellen hat. Gegen Zuwiderhandelnde wird sehr strenge vorgegangen, und wurde in letzter Zeit in 8 Fällen auf halbjährigen Aufenthalt in einer Besserungsanstalt erkannt, wo auch die ärztliche Behandlung vorgenommen wurde.

Auch in K a n a d a ist 1919 Zwangsbehandlung und Recht auf unentgeltliche Behandlung gesetzlich festgelegt worden. 50 Kliniken für ambulatorische Behandlung, die auch am Abend offen sind, wurden eingerichtet, Fürsorgeschwestern überwachen die Durchführung der Behandlung und besuchen auch die Familie des Kranken.

In Australien sind in 5 von den australischen 6 Staaten Gesetze mit Zwangsuntersuchung und Zwangsbehandlung eingeführt, die sich ganz an die Gesetzgebung unserer nordischen Staaten anschließen.

Ist es aber Aufgabe des Staates, die sachgemäße Behandlung der Geschlechtskranken zu fördern, so muß es anderseits Aufgabe desselben sein, für die Fortschaffung aller jener Momente zu sorgen, welche einer sachgemäßen Behandlung entgegenarbeiten. Nun hängt es gerade mit dem diffamierenden Rufe, in dem die Geschlechtskrankheiten stehen, zusammen, daß sich auf dem Gebiete der Behandlung derselben Ausbeutung und Schwindel unter den verschiedensten Formen breitmachen. Dieser für die Bekämpfung der Geschlechtskrankheiten schwere Nachteil wurde schon vor Jahren erkannt. In Deutschland, wo das Kurpfuschertum zu besonderer Blüte gelangte, verfügte schon das preußische Medizinaledikt vom 8. August 1835 das Verbot der Behandlung der Geschlechtskrankheiten durch unbefugte Personen (§ 72). Die nordischen Gesetze enthalten zwar keine derartige Bestimmung, nachdem aber Untersuchung, Behandlung, Bescheinigung eines „Arztes" verlangt wird, erscheint dadurch die Tätigkeit eines „Nichtarztes" ausgeschlossen. Der deutsche Entwurf eines Gesetzes zur Bekämpfung der Geschlechtskrankheiten verbietet im § 6 die Behandlung durch Kurpfuscher, ebenso wie er den Ärzten die Fernbehandlung und die Anbietung zur Behandlung in unlauterer Weise verbietet.

Besonderen Nachdruck legt auf das Verbot der Kurpfuscherei England, das in dem Venereal Diseases Act 1917 dieselbe mit hohen Strafen belegt, ebenso die Ankündigung kurpfuscherischer Anzeigen. Auch die meisten nordamerikanischen Staaten sowie Australien verbieten den Verkauf und die Anzeige kurpfuscherischer Mittel.

Der Behandlungszwang ist theoretisch zweifellos berechtigt. Die Zahl von Kranken, die aus Nachlässigkeit, Gedankenlosigkeit, Leichtsinn von den gebotenen Behandlungsgelegenheiten keinen Gebrauch machen oder ungeheilt aus der Behandlung davonlaufen oder die Weisungen des Arztes nicht befolgen, die damit sich und andere schädigen, ist zweifellos allüberall eine große. Die Einführung von Zwangsmaßregeln setzt aber voraus, daß dieselben auch in richtigem Maße durchgesetzt werden können. Bei dem seßhaften Teil der Bevölkerung, dem Kaufmann,

Beamten, vielen Arbeitern, die durch ihren Beruf an einen Ort gebunden sind, wird die Kontrolle der Behandlung keiner Schwierigkeit unterliegen. Aber ein nicht geringer Teil der Bevölkerung, sowohl männlicher als weiblicher, besitzen keinen Hausstand, sind schon deshalb gefährlicher, sie fluktuieren, ziehen dem Verdienst nach, von Ort zu Ort, von der Stadt auf das Land und umgekehrt und werden in dieser Bewegungsfreiheit durch das Vorhandensein einer Geschlechtskrankheit absolut nicht gehindert. Hiezu kommt die große Zahl der berufsmäßig Reisenden, die sich in keinem Ort länger aufhalten, kaum je einen Arzt mehr als einmal sehen, in jedem Aufenthaltsort eine Konsultation machen. Alle diese Leute, insoweit sie geschlechtskrank sind, in Evidenz zu halten, ihnen von Ort zu Ort nachzugehen, sie zur Behandlung zu zwingen, braucht alles einen großen Apparat, der, wenn er wirksam sein soll, klaglos und präzise arbeiten muß.

Hiezu kommt noch ein Moment, das allerdings, wie wir erwähnten, in den nordischen Ländern in Wegfall kam. Es ist das die diffamierende Bedeutung der Geschlechtskrankheiten, das Bedenken, viele Patienten möchten durch die Furcht vor Evidenzhaltung, Kontrolle, Hospitalisierungszwang im Erkrankungsfalle ihre Krankheit noch mehr verheimlichen oder sich Kurpfuschern und Quacksalbern anvertrauen, damit an ihrer Gesundheit schweren Schaden leiden und zur Verbreitung ihrer Erkrankung erst recht beitragen. Erst die Erfahrungen in jenen Ländern, welche diese Maßnahmen in den letzten Jahren einführten, werden uns darüber belehren, ob jene theoretisch zweifellos richtigen Maßnahmen auch praktisch sich bewähren. Wenn man dem entgegenhält, daß die Bereithaltung von Gelegenheiten zur Behandlung allein ohne Zwang nie den erwünschten Erfolg haben wird, so ist dies anderseits zweifellos zuzugeben; die Erfahrungen an verschiedenen Orten, z. B. in Italien mit dem Regolamento Crispi, beweisen es.

Wir haben nun früher von Zwangsuntersuchung und Zwangsbehandlung gesprochen. Die Zwangsuntersuchung droht jenen Personen, welche aus irgendeinem Grunde im Verdacht stehen, an einer Geschlechtskrankheit zu leiden, meist wohl deshalb, weil sie im Verdacht stehen, eine Infektion verschuldet zu haben. Dieser Verdacht kann von einem Laien oder einem Arzt geäußert werden, dem etwa diese Person von einem Patienten als Infektionsquelle bezeichnet wurde. Aber auch im Falle, daß die der Behörde erstattete Anzeige von einem Arzte stammte, kommt eine Kollision ärztlicher

Pflichten nicht zustande, da jene Person, die der Arzt anzuzeigen sich verpflichtet fühlt, dem Arzt fremd, d. h. keinesfalls dessen Patient ist.

Wesentlich anders steht die Frage im Falle der Zwangsbehandlung. Da handelt es sich um eine Person, die der Arzt untersucht hat, deren Geschlechtskrankheit er feststellt, die also zu ihm in einem ärztlichen Vertrauensverhältnis steht und die nun wegen Mittellosigkeit, Leichtsinn sich nicht behandelt und zu einer Behandlung gezwungen werden soll. Dieser Zwang kann nur in der Weise ausgeübt werden, daß der Arzt den Patienten einer Behörde anzeigt, welche die Berechtigung zur Verfügung von Zwangsmaßregeln besitzt.

Der Arzt kann noch in eine andere, wesentlich nicht verschiedene Lage kommen, wenn einer seiner Patienten sich anschickt, etwas zu tun oder zu unterlassen, wodurch er seinen Nebenmenschen in seiner Gesundheit gefährdet, und der Arzt, falls er den Patienten gewähren läßt, sich zum Mitschuldigen der verbrecherischen Handlung des Patienten machen würde. Dies ist der Fall, wenn ein noch im ansteckenden Stadium befindlicher Geschlechtskranker eine Ehe eingehen will, ein Ehemann sich infiziert und doch den ehelichen Verkehr mit seiner Frau fortsetzt, eine syphilitische Amme zu einem gesunden Kind kommt und umgekehrt, ein Dienstbote in einer Familie an einer Geschlechtskrankheit erkrankt und den Dienst nicht aufgeben will usw. Das Gewissen treibt hier den Arzt zu warnen, die Tatsache der Geschlechtskrankheit bekanntzugeben und so die Infektion nichtsahnender Unschuldiger und damit namenloses Unglück zu verhüten.

Und doch steht diesem Drange und Wunsche des Arztes etwas entgegen. Die vom Arzt selbst als nötig empfundene und auch gesetzlich ihm auferlegte Verschwiegenheitspflicht, das Bewußtsein, daß sich ihm der Patient nur unter der Bedingung anvertraue, daß der Arzt dasjenige, was er in Ausübung seines Berufes vom Patienten erfährt, auch als Berufsgeheimnis wahren werde. Außer durch das Rechtsgefühl des Arztes ist diese Verpflichtung auch durch das Gesetz festgelegt. In Österreich bestimmt der § 498 St.-G.-B., daß ein Arzt oder eine Hebamme, welche die Geheimnisse der ihrer Pflege anvertrauten Personen jemand anderem als der amtlich anfragenden Behörde entdecken, bestraft werden sollen; in Deutschland der § 300, St.-G.-B., daß die Ärzte strafbar werden, wenn sie unbefugt Privatgeheimnisse offenbaren, die ihnen kraft ihres Amtes, Standes oder Gewerbes anvertraut sind. Gleichlautend sind die Bestimmungen in Finnland (St.-G. 1889, Kap. 38, § 3), Norwegen

(St.-G. 1904, § 144) und auch die **Schweiz**, **England**, **Belgien**, **Ungarn** und **Italien** haben analoge Bestimmungen, die nur im Strafgesetz von **Dänemark** fehlen.

Die angeführte, die Verschwiegenheitsverpflichtung des Arztes festlegende Gesetzesbestimmung ist **keine unbedingte**, sie enthält überall Einschränkungen. In **Österreich** muß die Pflicht zur Wahrung des Berufsgeheimnisses· über offizielle amtliche Anfrage der Behörde verletzt werden, und die Definition des Wortes „Behörde" hat in letzter Zeit eine sehr weite Ausdehnung gefunden, indem nicht nur die Gerichtsbehörden, sondern auch staatliche, autonome Landes- und städtische Behörden und Ämter, z. B. Post- und Telegraphendirektion, ja selbst öffentlich-rechtliche Institutionen, wie Krankenkassen, als anfrageberechtigt erklärt wurden, vom Arzt Antwort erhalten müssen.

In **Deutschland**, **Finnland**, **Norwegen** ist nur die „**unbefugte**" Offenbarung strafbar, eine für den Arzt sehr gefährliche Bestimmung, da der Arzt nie weiß, ob eine Offenbarung, die er als „befugt" ansieht, auch vom Richter als befugt anerkannt werden wird.

Der Berufsgeheimnisparagraph erfährt in **Österreich** noch eine Einschränkung durch den § 359, St.-G.-B., der vorschreibt, daß der Arzt verpflichtet ist, jeden Fall einer Krankheit, Verwundung, Geburt oder Tod der Behörde anzuzeigen, sobald der Verdacht eines Verbrechens oder Vergehens oder überhaupt einer durch andere herbeigeführten gewaltsamen Verletzung eintritt. Eine ähnliche Bestimmung findet sich im § 139 des **deutschen**, Kap. 8, § 22 des **schwedischen** Strafgesetzbuches.

Die strafgesetzliche Bestimmung des ärztlichen Berufsgeheimnisses wird noch durch eine weitere gesetzliche Bestimmung eingeschränkt, durch die Verpflichtung zur **Krankheitsanzeige bei Infektionskrankheiten**, so im **deutschen** Reichsgesetz, betreffend die Bekämpfung gemeingefährlicher Krankheiten, vom 30. Juni 1900 und im **österreichischen** Gesetz, betreffend die Verhütung und Bekämpfung übertragbarer Krankheiten, vom 14. April 1913. In beiden diesen Gesetzen sind die Erkrankungen, auf welche sie sich beziehen, taxativ aufgezählt, die Geschlechtskrankheiten finden sich nicht unter denselben, sind also nicht anzeigepflichtig. Von der Verpflichtung zur Anzeige in gewissen Fällen in den Gesetzen der nordischen Staaten wurde bereits gesprochen. In den letzten Jahren hat aber eine Reihe von Staaten unter dem Eindruck der durch den Krieg bedingten Zunahme der Geschlechtskrankheiten diesbezügliche gesetzliche Bestimmungen teils gesetzlich vorbereitet, teils in verschiedenem Ausmaße beschlossen. Der deutsche Entwurf eines Gesetzes zur Bekämpfung der Geschlechtskrankheiten vom Jahre 1922 setzt im § 8 eine beschränkte Anzeigepflicht nachlässiger Patienten an die zuständige Beratungsstelle fest, welche ihrerseits berechtigt ist, widerspenstige Kranke der Sanitätsbehörde anzuzeigen.

Kurz und bündig ist der Beschluß des Regierungsrates Zürich betreffend Anzeigepflicht sämtlicher Geschlechtskrankheiten vom 2. Oktober 1920, welcher alle Geschlechtskrankheiten als anzeigepflichtige epidemische Krankheiten erklärt und alle Ärzte verpflichtet, alle Fälle dieser Art, die sie in ihrem Wirkungskreis beobachten, unter Wahrung des ärztlichen Geheimnisses an das eidgenössische Gesundheitsamt in Bern anzuzeigen und Nichtbeachtung des Beschlusses unter Strafe stellt. Besonders Amerika hat in den letzten Jahren weitgehende diesbezügliche legislative Bestimmungen erlassen. In 43 Staaten Nordamerikas wurde die Anzeigepflicht für Geschlechtskranke eingeführt. Im Staate Montana hat der Arzt Personen, bei denen hinreichender Grund ist, anzunehmen, daß sie andere gefährden, der Gesundheitsbehörde zu melden. In Jowa besteht Zwangsbeobachtung mit Anzeigeverpflichtung der Nachlässigen, doch kann von ersterer gegen Erlegung von 1000 Dollar abgesehen werden. In Maine ist der Arzt unter Strafandrohung verpflichtet, wenn ein Kranker eine Ehe eingehen will, dies der Gesundheitsbehörde anzuzeigen, die ihrerseits dann den Ehepartner verständigt. In den Vereinigten Staaten, soweit Anzeigepflicht besteht, wurden ärztlich angezeigt: im Jahre 1919: 239.502, im Jahre 1920: 326.117, im Jahre 1921: 434.606, im ganzen in den drei Jahren 1,000.225 Fälle von Geschlechtskrankheiten, was allerdings nach einer Schätzung des U. S. interdepartemental Board nur 20 Prozent der tatsächlich Erkrankten beträgt. Wenn sich allerdings unter den Angezeigten die besonders gefährlichen Patienten befinden, hätte dies immerhin schon etwas zu bedeuten. In Kanada wurden die ärztlichen Meldungen nicht obligatorisch gemacht, aber jenen Ärzten, welche dieselben aus irgendeinem Grunde machen, Straffreiheit zugesichert. In Australien ist die ärztliche Anzeigepflicht analog der in den nordischen Staaten Europas geregelt. Der Arzt der Sanitätsbehörde ist befugt, wenn ein Geschlechtskranker heiraten will, dem anderen Teil, Eltern, Vormündern davon Mitteilung zu machen. Analoge Mitteilungen des behandelnden Arztes verstoßen nicht gegen dessen Verschwiegenheitspflicht.

Die Form der dem Arzt auferlegten Anzeigepflicht ist nun verschieden. So haben nur der Schweizer Kanton Z ü r i c h und 7 der vereinigten S t a a t e n N o r d a m e r i k a s die Geschlechtskrankheiten den epidemischen Erkrankungen völlig gleichgestellt und n a m e n t l i c h e Anzeige jedes einzelnen Falles angeordnet. In den meisten anderen Staaten bezieht sich die Verpflichtung der Anzeige 1. auf die Eruierung und Anzeige der wahrscheinlichen oder mutmaßlichen Infektionsquelle; 2. auf die n a m e n s l o s e Anzeige a l l e r geschlechtskranken Patienten; 3. die n a m e n t l i c h e Anzeige j e n e r Patienten, die ihre Erkrankung vernachlässigen, die ärztliche Behandlung vorzeitig abbrechen, oder bei denen die äußeren Lebensbedingungen sowie ihre Charaktereigenschaften die Gefahr einer Weiterverbreitung ihrer Erkrankung besonders groß erscheinen lassen.

Von diesen Maßregeln ist die erste bereits besprochen worden. Die zweite, die namenslose Anzeige aller Geschlechtskranken, bedeutet eine Zählung der Geschlechtskranken, sie hat rein statistischen Wert, orientiert über die Verbreitung der Erkrankungen, deren Zu- und Abnahme, den Wert der zu deren Bekämpfung eingeleiteten Maßnahmen, hat also zweifellos große Bedeutung. Die Durchführung einer solchen, sei es auch nur einmaligen Zählung macht aber nicht geringe Ansprüche an die Mitarbeit der Ärzteschaft, was zur Folge hat, daß. ein Teil der Ärzte sich derselben entzieht. So beteiligten sich bei der Zählung in Preußen am 30. April 1900 63% der Ärzte, bei der Zählung November, Dezember 1913, welche in 37 deutschen Großstädten durchgeführt wurde, beteiligte sich in Berlin nur 46·8% der Ärzteschaft, bei der österreichischen Zählung November 1920 im ganzen 61% der Ärzteschaft. Es war vielleicht ein ganz guter Gedanke der Schweizer Behörde, bei ihrer Zählung 1921 jede Anzeige jedes einzelnen Falles dem Arzt mit $\frac{1}{2}$ Frc. zu vergüten.

Vielfach wird in Deutschland, bei uns und an anderen Orten einer a l l g e m e i n e n n a m e n t l i c h e n A n z e i g e das Wort geredet, gewiß mit Unrecht. Die ärztliche Anzeige ist an sich noch kein Mittel zur Bekämpfung der Geschlechtskrankheiten, sie soll dieser nur die Wege weisen. An die bei der Behörde einlaufende Anzeige schließt sich bei den epidemischen Krankheiten erst eine Amtshandlung an. Der Patient wird vom Amtsarzt aufgesucht, die äußeren Umstände seiner Unterbringung, die von ihm für die Umgebung ausgehenden Gefahren werden festgestellt, und daran schließen sich die vom Amtsarzt anzuordnenden Maßregeln der Isolierung, Desinfektion usw.. Die epidemischen Erkrankungen sind akute Prozesse, Patient ist meist schwer krank, bettlägerig, und damit die Durchführung dieser Maßnahmen leicht. Bei den Geschlechtskrankheiten handelt es sich um chronische Erkrankungen, Patient ist arbeitsfähig und geht seinem Berufe nach. Eine solche allgemeine Anzeigepflicht der Geschlechtskrankheiten würde einen großen Apparat erfordern. Bei der großen Zahl der Geschlechtskranken würde täglich eine große Zahl von Anzeigen bei der Sanitätsbehörde einlaufen, es wäre eine große Zahl von Amtshandlungen, Aufsuchen der Patienten, Vorladungen usw. nötig, und schließlich würde es sich herausstellen, daß der größte Teil dieser Amtshandlungen überflüssig ist, weil über ärztliche Anordnung bereits alle nötigen Vorsichtsmaßregeln getroffen sind und eingehalten werden. Aber die allgemeine nominelle Anzeigepflicht erscheint nicht nur überflüssig, sie könnte auch schädlich wirken, indem bei dem diffamierenden Ruf, in welchem die Geschlechtskrankheiten stehen, die Patienten aus Furcht, daß die bei der Behörde erliegende Anzeige durch eine Indiskretion öffentlich bekannt werden könnte, sich scheuen würden, ärztliche Hilfe zu suchen und vorziehen würden, ihre Erkrankung zu verheimlichen oder Kurpfuschern in die Hände fallen würden.

Die Anzeigepflicht würde auch die Konsequenz und Rechtlichkeit zahlreicher Ärzte auf eine harte Probe stellen. Die gewissenhaften Ärzte würden, weil sie alle Patienten zur Anzeige bringen, an Klientel verlieren, manche Ärzte würden dadurch, daß sie es mit der Anzeigepflicht nicht ernst nehmen, ihre Klientel zu vergrößern suchen, besonders unreelle Ärzte und gerade auf dem Gebiete der Geschlechtskrankheiten machen sich solche bemerkbar, könnten die Anzeigepflicht als Erpressungsmittel anwenden, usw.

Weiters kommt mit in Betracht, daß die Mehrzahl der Geschlechtskranken in ambulatorische Behandlung des Arztes kommen, der Arzt daher nie in der Lage ist, die Personalien seiner Klienten in einwandfreier Weise klarzustellen, daß also falsche Angaben auch in dieser Richtung sich häufen und Verwirrung anrichten würden. Ebensowenig wie die Personalien vermag aber der Arzt auch die äußeren Umstände, unter denen sich das Leben der Patienten abspielt, sicher zu beurteilen, festzustellen, ob diese eine Gefahr für die Weiterverbreitung seiner Krankheit bilden.

Die Geschlechtskranken lassen sich nun in zwei Gruppen sondern, eine größere Gruppe jener, die es mit ihrer Erkrankung ernst nehmen, alle Vorsichtsmaßregeln befolgen, bei denen daher jede Anzeige über-flüssig ist, und eine zweite kleinere Gruppe der Nachlässigen und Leicht-sinnigen. Das sind jene Kranken, welche die Behandlung eigenmächtig unterbrechen, die vom Arzt empfohlenen Vorsichtmaßregeln nicht ein-halten wollen, der Mann, der, trotzdem er an einer Geschlechtskrankheit leidet, eine gute Partie durch Hinausschiebung des Heiratstermines nicht der Gefahr des Verlustes aussetzen, die Bonne, das Dienstmädchen, die, hochgradig infektiös, einen guten Posten nicht verlieren will usw. .

Solchen Patienten gegenüber wäre ein beschränktes Anzeigerecht an eine Sanitätsbehörde, welche ihrerseits auf den Patienten auch mit polizeilichen Mitteln einen Druck auszuüben vermöchte, sehr am Platz. Nicht als ob der Arzt diese Anzeigen häufig anwenden würde. Der Wert derselben läge darin, dem Arzt gegen den wider-spenstigen Patienten eine Waffe in die Hand zu geben. In diesem Sinne lauten auch alle gesetzlichen Verfügungen, wie sie in den meisten Staaten als beschränkte Anzeigepflicht erlassen wurden. Selbstverständ-lich geht diese Anzeige stets nur an eine behördliche ärztliche Stelle, einen Stadtarzt, Sanitätsinspektor, ein Gesundheitsamt. Nachdem eine solche Anzeige aber durch mehrere, auch nichtärztliche Hände geht, ordnet sowohl das schwedische Gesetz (§ 25) als der deutsche Entwurf (§ 9) und die Gesetze der Vereinigten Staaten und Australiens an, daß die Verschwiegenheitsverpflichtung auf alle jene nichtärztlichen Personen auszudehnen sei, welche amtlich mit solchen Akten zu tun haben. Um den oben erwähnten Irreführ-rungen der Ärzte durch die Angabe falscher Personaldaten seitens der Patienten entgegengetreten, bestimmt das dänische Ge-setz (§ 8) als nach dem § 155 des Strafgesetzes strafbar, wenn ein Patient dem Arzt falsche Angaben über Name, Beruf oder Wohnung macht.

Wenn wir uns nun die sogenannten gewissenhaften Patienten genauer ansehen, so finden wir unter ihnen nicht wenige, die ge-wissenhaft sind gegen sich selbst, ihre Behandlung pünktlich durch-führen, die aber gewissenlos sind gegen ihre Mitmenschen, insoferne, als sie sich nicht scheuen, Handlungen zu unternehmen, mit welchen sie ihre Mitmenschen nicht nur der Gefahr der Infektion aussetzen, sondern ihre Erkrankung auch auf diese übertragen. Denn schließ-lich finden doch die meisten Infektionen in der Weise statt, daß ein noch infizierender Geschlechtskranker mit einer gesunden Person geschlechtlich verkehrt. Der Kranke kann in diesem Falle über die Natur und Kontagiosität seines Leidens keine. Kenntnis haben, er ist dann an der Übertragung unschuldig, oder höchstens insoferne schuldig, als er — falls er Zeichen seiner Erkrankung wahrnahm — keinen Arzt aufsuchte.

Oder er ist sich seiner Erkrankung und deren Ansteckungsfähigkeit bewußt und handelt mit Absicht, wohl ein höchst seltener Fall.

Oder aber, der häufigste Fall, er weiß von seiner Krankheit, ist auch vom Arzt gewarnt, aber er handelt leichtsinnig, indem er sich der Hoffnung hingibt, daß der Erfolg der Ansteckung nicht eintreten werde.

Daß sich derjenige, der auf seinen Nebenmenschen eine Geschlechtskrankheit überträgt, einer Körperverletzung schuldig macht, die sich dem Erfolge nach, meist als schwere körperliche Beschädigung qualifiziert, ist zweifellos. Während im ersten Falle der Täter schuldlos ist, handelt er im zweiten Falle vorsätzlich, im dritten fahrlässig.

Die vorsätzliche und fahrlässige Körperverletzung wird in den Strafgesetzen aller zivilisierten Staaten unter Strafe gesetzt. Auf dieselbe beziehen sich die Bestimmungen der §§ 152 und 335 des österreichischen, §§ 223 und 230 des deutschen Strafgesetzes, der Artikel 309 und 319 des Gesetzes vom 13. Mai 1863 in Frankreich, der §§ 229 und 231 des norwegischen, der Artikel 372 und 375 des italienischen Strafgesetzes usw..

Wie aus dem Gesagten erhellt, bestehen in unseren Gesetzgebungen genügend Handhaben, um denjenigen, der eine Geschlechtskrankheit vorsätzlich oder fahrlässig tatsächlich übertrug, zur Verantwortung zu ziehen. Wenn trotzdem die Zahl von Verhandlungen und Bestrafungen auf Grund dieser Bestimmungen überall eine sehr kleine ist, so hängt dies damit zusammen, daß einmal mit Rücksicht auf die Auffassung der Geschlechtskrankheiten als schimpfliche Erkrankungen die meisten Patienten es vorziehen, lieber erlittene Unbill schweigend zu tragen, als die Tatsache ihrer Erkrankung vor die Öffentlichkeit zu ziehen. Dann aber ist der Tatbestand in diesen Fällen doch schwerer festzustellen. Wenn auch die Gleichartigkeit der Erkrankung von Täter und seinem Opfer, von Kläger und Beklagten, festgestellt ist, so ist der Beweis doch schwer zu führen, daß der Kläger die Erkrankung sicherlich vom Beklagten und nicht in anderer Weise erworben hat.

Neben den früher erwähnten allgemeinen Bestimmungen über vorsätzliche und fahrlässige Körperverletzung, die sich folgerichtig auch auf die Übertragung einer Geschlechtskrankheit anwenden lassen, finden wir in vielen Strafgesetzen Bestimmungen gegen die **Übertragung der Geschlechtskrankheiten durch Prostituierte.** So in den Landrechten von **Altenburg** 1814, Art. 305, Abs. 1, **Baden** 1845, § 369, **Thüringen** Art. 300, **Sachsen** 1855, Art. 359. Im **österreichischen** Strafgesetzbuch, § 509, vom Jahre 1852 wird bestimmt, daß eine Schanddirne, die ihr unzüchtiges Gewerbe fortsetzt, obwohl sie wußte, daß sie mit einer venerischen Krankheit behaftet sei, mit strengem Arrest für diese Übertretung bestraft werden solle. Das **österreichische** Strafgesetz ist auch das erste, das im § 379 die Frauensperson bestraft, welche, obwohl sie sich bewußt war, an einer schändlichen oder ansteckenden Krankheit zu leiden, doch als **Amme** Dienst genommen hat.

Zu beachten ist, daß in beiden Paragraphen nicht die bereits erfolgte Infektion bestraft wird, sondern **allein die Gefahr** der Infektion, der die kranke Person andere aussetzt, zur Bestrafung ausreicht. Bestimmungen gegen die geschlechtskranke Prostituierte enthalten auch die Strafgesetze von **Schaffhausen** (1859, § 184) und **Tessin** (1873, § 425).

Daneben finden sich auch Bestimmungen, welche sich **gegen den Geschlechtskranken allgemein** richten. So zunächst im Strafgesetz von **Oldenburg** (1814, Art. 387), das denjenigen straft, der, da er wußte, daß er mit einer venerischen Krankheit behaftet war, den Beischlaf mit einer anderen Person vollzieht; **Schaffhausen** (1859, § 185), „wer mit Lustseuche behaftet, im Bewußtsein dieses Zustandes den Beischlaf ausübt"; **Finnland** (1899, Kap. XX, § 13), das denjenigen bestraft, der eine ihm anhaftende venerische Krankheit durch Beischlaf wissentlich auf einen anderen überträgt; **Schweden**, das in seinem Strafgesetz (Kap. 14, § 21) denjenigen straft, der an Geschlechtskrankheit im ansteckenden Stadium leidet oder dessen verdächtig ist, und durch Geschlechtsverkehr oder Unzucht, die nicht auf geschlechtlichen Verkehr zurückzuführen ist, jemand der Gefahr aussetzt, angesteckt zu werden; **Dänemark** (St.-G.-B. 1866, § 181), das denjenigen straft, der weiß oder vermutet, daß er mit einer ansteckenden Krankheit behaftet ist und mit einer anderen Person Unzucht übt; **Norwegen** (St.-G.-B. vom 22. Mai 1900, § 155), das unter Strafe setzt, wenn jemand, der weiß oder vermutet, daß er an einer Geschlechtskrankheit leidet, durch geschlechtlichen Verkehr oder Unzucht jemand ansteckt oder der Ansteckung aussetzt. Dem Einwand, daß der Kranke von seiner Erkrankung nichts wußte, begegnet **Norwegen,** indem die Krankenhäuser verpflichtet, die Privatärzte berechtigt sind, von ihren Patienten Reverse zu verlangen des Inhaltes, daß Patient erklärt, daß er auf die §§ 155 und 355, St.-G.-B., aufmerksam gemacht wurde.

Dänemark (Gesetz vom 30. März 1906), und Norwegen (St.-G.-B., § 358) haben ebenso wie das österreichische Strafgesetzbuch (§ 379) Bestimmungen gegen die Übertragung der Syphilis durch das Säugen.

In den letzten Jahren ist diese Frage in der deutschen und österreichischen Gesellschaft zur Bekämpfung der Geschlechtskrankheiten wiederholt Gegenstand lebhafter Erörterungen gewesen. Zunächst sind die eben angeführten Bestimmungen inhaltlich verschieden, insofern in den einen nur die erfolgte Ansteckung, in den anderen aber die Gefährdung allein schon zur Bestrafung ausreicht. Wir haben bereits darauf hingewiesen, daß die Tatsache erfolgter Übertragung, d. h. die Tatsache, daß von zwei Kranken der eine, der Kläger, seine Erkrankung von dem Geklagten und nicht in anderer Weise erworben hat, selbst wenn die Gleichartigkeit der Erkrankung festgestellt ist, nie ärztlich einwandfrei festgestellt werden kann. Dieser Umstand sowie die Überlegung, daß die Gewissenlosigkeit des Geschlechtskranken dieselbe bleibt, auch wenn zufällig einmal der Erfolg derselben ausblieb, sprechen dafür, die Bestimmung als Gefährdungsdelikt zu konstruieren, die Handlung des Geschlechtskranken, unabhängig von deren Erfolg, unter Strafe zu setzen. Gewiß wird in der Praxis die Frage, ob der Patient sich seiner Ansteckungsfähigkeit bewußt war, oft schwer klarzustellen sein. Norwegen beugt dieser Unsicherheit durch den erwähnten Revers vor. Aber die Tatsache, daß es Geschlechtskrankheiten gibt, daß dieselben ansteckend sind, daß sich deren Erscheinungen an den Geschlechtsteilen lokalisieren, ist doch heute in den breitesten Schichten der Bevölkerung so sehr bekannt, daß man schließlich von jedermann verlangen kann, daß, wenn er eine diesbezügliche Erscheinung wahrnimmt, er nicht früher einen Geschlechtsverkehr ausübt, ehe er sich nicht bei einem Arzt über die Natur der Affektion Klarheit verschafft hat. Insbesondere muß dies aber von jedermann, der in Behandlung steht oder vor kurzem stand, verlangt werden.

Ist es nun wohl auch kaum zu erwarten, daß eine solche spezielle Gesetzesbestimmung, mit Rücksicht auf den diffamierenden Charakter der Geschlechtskrankheiten, Aussicht hat, häufiger zur Anwendung zu kommen, da der Geschädigte es meist vermeiden wird, von seinem Klagerecht Gebrauch zu machen, da er die Tatsache seiner Erkrankung nicht zur öffentlichen Kenntnis bringen will, so empfiehlt es sich trotzdem, solche Bestimmungen zu erlassen, da dieselben geeignet sind, das Gewissen der Bevölkerung, insbesondere der männlichen Jugend aufzurütteln, und derselben vor Augen zu halten, daß derjenige ein Verbrechen begeht, der, mit einer Geschlechtskrankheit behaftet, etwas unternimmt oder unterläßt, wodurch er seine Mitmenschen der Gefahr einer Infektion aussetzt.

In den meisten der Vereinigten Staaten Nordamerikas, in Kanada, in den australischen Staaten sind jüngst gesetzliche Bestimmungen erlassen worden, welche die Übertragung einer Geschlechtskrankheit oder die Gefährdung mit einer solchen unter meist strenge Strafe setzen.

Es ist zweifellos, daß diese Bestimmungen dann den größten Effekt nach außen hätten, wenn sie im Rahmen eines Gesetzes zur Bekämpfung der Geschlechtskrankheiten Platz finden würden, oder ein solches Gesetz wenigstens einen Hinweis auf die Strafbarkeit dieser Gefährdung oder Übertragung enthielte, wie das im § 4 des dänischen Gesetzes der Fall ist. Tatsächlich enthält der letzte, dem Reichstage vorliegende Entwurf eines Gesetzes zur Bekämpfung der Geschlechtskrankheiten in Deutschland im § 4 eine diesbezügliche Bestimmung und im § 5 noch spezielle Strafandrohung gegen denjenigen, der an einer ansteckenden Geschlechtskrankheit leidet und eine Ehe eingeht, ohne dem anderen Teil vorher davon Mitteilung zu machen, während der § 11 sich auf die Übertragung der Syphilis durch das Stillen bezieht und sowohl die geschlechtskranke Amme als die Eltern, Vormünder geschlechtskranker Kinder bedroht. Im § 12 wird für die Amme die Vorweisung eines unmittelbar vor Antritt der Stellung ausgestellten ärztlichen Zeugnisses obligatorisch erklärt, und werden Personen als strafbar bezeichnet, die eine Amme ohne Zeugnis anstellen.

In den letzten Jahren ist nun, wie wir sahen, die Bekämpfung der Geschlechtskrankheiten vielfach auf gesetzliche Basis gestellt worden, sind Gesetze zur Bekämpfung der Geschlechtskrankheiten erlassen worden, es wird wenigstens eine Regelung in diesem Sinne angestrebt oder ist in Vorbereitung. Es ist ja gewiß eine Anomalie, die nicht gutgeheißen werden kann, wenn die Bekämpfung aller anderen ansteckenden Erkrankungen auf gesetzlichem Wege erfolgt, aber gegen die so verbreiteten Geschlechtskrankheiten trotz ihrer ernsten Bedeutung für das Volkswohl entweder nicht geschieht, oder die Bekämpfung derselben in die Hände der Polizei gelegt wird, wie dies tatsächlich bisher der Fall war und nicht wenig zu dem üblen Ruf beitrug, in welchem die Geschlechtskrankheiten bisher standen. Ist nun eine gesetzliche Regelung dieser Frage unbedingt nötig, so darf man sich von derselben doch nicht zu viel erwarten. Ein Gesetz zur Bekämpfung der Geschlechtskrankheiten kann nie so viel leisten wie ein Seuchengesetz. Dazu sind die Substrate viel zu different. Die Seuchen Cholera, Blattern, Fleckfieber usw. sind meist landfremd, hier handelt es sich darum, durch eine gute Organisation die „ersten Fälle" frühzeitig zu entdecken, die wenigen, die mit denselben in Berührung kamen, festzustellen, während der meist kurzen Inkubationszeit zu überwachen; der Verlauf der Erkrankung ist meist schwer, ernst. Notwendigkeit der Behandlung und Isolierung ergeben sich fast von selbst.

Bei den Geschlechtskrankheiten sind alle Verhältnisse diametral entgegengesetzt, dieselben sind seit Jahrhunderten endemisch, in ungezählten Fällen in der Bevölkerung verstreut, der Verlauf ist chronisch, der Patient arbeitsfähig, die Behandlung lange dauernd, Isolierung mit Schwierigkeiten verbunden.

Auch bei den Geschlechtskrankheiten muß es sich im Wesen um drei Aufgaben handeln, welche die öffentliche Sanitätspflege zu erfüllen hat: möglichst alle Kranken 1. aufzudecken, 2. zu behandeln, 3. zu verhindern, ihre Erkrankung auf Gesunde zu übertragen.

Was zunächst die Aufdeckung der Kranken betrifft, so sind die gesetzlichen Bestimmungen sehr mager, sie beziehen sich auf die Anzeige der Infektionsquelle und auf die Möglichkeit, Infektionsverdächtige zur Untersuchung zu zwingen. Diese Bestimmungen genügen aber nicht; um möglichst viel Kranke aufzudecken, wäre schon eine größere Aktivität der Sanitätsbehörde nötig, welche alle jene Individuen einbezieht, die, indem sie der Promiskuität ergeben sind, einer Geschlechtskrankheit verdächtig erscheinen. Allerdings dürfte sich aber die Sanitätsbehörde zu dem Zwecke nicht der Polizei bedienen, sondern müßte über eine eigene Sanitätspolizei verfügen, bei der nach dem Vorschlage Blaschkos auch weibliche Kräfte tätig wären. Diese Sanitätspolizei dürfte sich aber nicht darauf beschränken, der weiblichen Prostitution nachzugehen, sondern auch jene Männer, welche M. Möller als den „ständigen Kundenkreis" der Prostituierten bezeichnet, überwachen, bei Gelegenheit zur Ausweisleistung verhalten und verpflichten, ein von einem verläßlichen Fachmann ausgestelltes Gesundheitsattest der Sanitätsbehörde vorzulegen oder sich von einem Amtsarzt untersuchen zu lassen. Nur so würde es gelingen, jenen Kreis von Personen beider Geschlechter, welche der Promiskuität in hohem Maße ergeben, damit auch einer Geschlechtskrankheit verdächtig sind, unter sanitärer Kontrolle zu halten. Wir haben bereits erwähnt, daß eine Reihe von nordamerikanischen Staaten, Pennsylvanien u. a., diese Praxis bereits üben.

Die zweite Aufgabe, die Obsorge für entsprechende Behandlung, läßt sich durch die im Gesetz vorgesehene Kontrolle auch tatsächlich durchführen, insoweit Ärzte und Behörden von der Erkrankung des einzelnen Kenntnis haben; sie richtet sich also nur gegen jene Kranken, welche sich spontan in ärztliche Behandlung begeben, oder deren Erkrankung in irgend einer Weise zur Kenntnis der Behörde kommt. Patienten, die ihre Krankheit vernachlässigen, keinen Arzt aufsuchen, dabei in einer Weise sich verhalten, die keinen Verdacht erweckt, insbesondere die größte Mehrzahl der Geschlechtskranken auf dem Lande, sind weder zu erfassen, noch zur entsprechenden Behandlung anzuhalten; gelänge es aber auch, die Mehrzahl der Geschlechtskranken zu erfassen und zweckentsprechender Behandlung zuzuführen, so wäre damit zur Bekämpfung der Geschlechtskranken noch nicht viel geschehen, wenn es nicht gelingt, die unter Behandlung stehenden an der Weiterverbreitung ihrer Krankheit zu verhindern. Dies ist aber gerade der wundeste Punkt. Ich glaube ruhig die Behauptung aufstellen zu können, daß es heute nur wenig Tripperkranke und kaum einen Syphiliskranken gibt, der, trotzdem er in verläßlicher Behandlung steht, nicht nur eine, sondern mehrere Infektionen auf dem Gewissen hat, denn, daß die Geschlechtskranken höchstens für die Zeit florider Krankheitserscheinungen den Geschlechtsverkehr aussetzen, in der Latenz, also im chronischen Stadium der Gonorrhoe, in der Latenz sekundärer Syphilis, obwohl noch ansteckend, doch verkehren, ist ja zweifellos. Der schon vielfach eingeführte Gefährdungsparagraph würde ja wohl etwas Besserung bringen, aber übertriebene Hoffnung dürfen wir in denselben nicht setzen. Unkenntnis beim weiblichen, sexuelle Hemmungslosigkeit beim männlichen Geschlecht, werden auch weiter das ihrige zur Verbreitung der Geschlechtskrankheiten beitragen. Die Hygiene empfiehlt als hygienisch wirksam die Isolierung der Ansteckenden. Bei dem eigentümlichen Charakter der Geschlechtskrankheiten, dem chronischem Verlauf, der erhaltenen Arbeitsfähigkeit, ist dieselbe kaum durchführbar. Das Mittelalter brachte es zuwege, die Leprösen, deren Erkrankung, dem Charakter nach, den Geschlechtskrankheiten ähnelt, in Arbeitskolonien zu isolieren, der analoge Vorgang gegenüber den Geschlechtskrankheiten erscheint, schon mit Rücksicht auf große Zahl und Durchdringung aller Schichten der Gesellschaft, kaum durchführbar. Und so beschränkt sich Gesetzgebung und Praxis darauf, die sozial und hygienisch Gefährlichsten mit florider Erkrankung im Krankenhause festzuhalten, Amerika allerdings hat ein übriges getan, indem in mehreren Staaten Absonderungshäuser für Geschlechtskranke im ansteckenden Stadium errichtet werden.

Und so müssen, außer dem Abbau der Prostitution, durch fürsorgerische Maßnahmen außer legislativen Maßnahmen, die ja nur die Basis für die Bekämpfung der Erkrankungen liefern können, auch noch andere Methoden zur Anwendung kommen.

Die Wurzel der Verbreitung der Geschlechtskrankheiten liegt, wie wir schon betonten, in der Promiskuität; hier also sollte in erster Linie der Angriffspunkt der Bestrebungen liegen, aber gerade hier ergeben sich die größten Schwierigkeiten. Mit gesetzlichen Mitteln ist die Promiskuität nicht aus der Welt zu schaffen, diese Lehre müssen wir schon aus der Geschichte ziehen. Die Denkweise Amerikas ist von der unseren wesentlich verschieden. Puritanismus, der vor den radikalsten Mitteln nicht zurückschreckt, ist dort herrschend. Wir sehen dies ja in der Alkoholfrage. In gleicher Weise wird auch gegen die Geschlechtskrankheiten Stellung genommen. Man sucht nicht nur überall die Prostitution auszurotten und die Prostituierte sowohl als den Kuppler zu strafen, es wird auch gegen die Männer in der gleichen Weise vorgegangen wie gegen die Frauen. Der mit einer Frau bei einem Akte der Prostitution betroffene Mann wird ebenso bestraft wie die Frau, ja in einzelnen Staaten wird sogar jeglicher außerehelicher Verkehr bestraft. Es wird abzuwarten sein, ob und welchen Erfolg diese Maßregel hat.

Die Promiskuität allein würde zu der Verbreitung der Geschlechtskrankheiten nicht in dem Maße beitragen, wenn nicht die beiden weiteren Tatsachen hinzukämen, daß der sexuelle Verkehr, besonders von der männlichen Jugend, zu einer Zeit aufgenommen wird, die weit unter der Grenze der erreichten sexuellen Vollreife liegt und mit einer Häufigkeit ausgeübt wird, die das physiologische Bedürfnis weit übersteigt. Daher ja auch allüberall 60 bis 75 Prozent der Geschlechtskranken im jugendlichen Alter stehen. Diese Erscheinung ist nun wieder zurückzuführen auf die sexuelle Unerzogenheit, auf die Tatsache, daß die Erziehung unserer Jugend fast ausschließlich nach der Richtung des Wissens, nicht nach der Richtung des Willens, der Selbstbeherrschung orientiert ist. Daher die Forderung nach Umkehr, nach sexueller Erziehung. Da aber die Kenntnis von dem Ernst und der Bedeutung, den Folgen eines Verstoßes gegen sexuelle Ethik und Hygiene — denn beide Begriffe decken sich — ungenügend verbreitet ist, besteht die Forderung nach sexueller Aufklärung, besser gesagt Erziehung.

Damit aber sind wir bei jenem Bekämpfungsmittel der Geschlechtskrankheiten angelangt, das eifrige Pflege aus dem Grunde verlangt weil die breite Masse noch eine vielfach naïve Unkenntnis der einschlägigen Verhältnisse bekundet: bei der Aufklärung über den Ernst und die Bedeutung der Geschlechtskrankheiten und der Wege ihrer Vorbeugung, Aufklärung im weitesten Sinne und mit allen Mitteln. Diese Aufklärung stellt durch die öffentliche Besprechung der einzelnen Fragen aus dem ganzen großen Komplexe auch das beste Mittel dar, der heute noch herrschenden prüden Auffassung der Geschlechtskrankheiten entgegenzuarbeiten und einer natürlichen die Wege zu ebnen. Dieser Aufgabe dienen die in allen Ländern entstandenen Gesellschaften zur Bekämpfung der Geschlechtskrankheiten, die durch Verteilung von Merkblättern, Vorträge, Ausstellungen, Filme die Öffentlichkeit aufklären.

Auch in dieser Tätigkeit hat Nordamerika in den letzten drei Jahren Gewaltiges geleistet. 60.700 Ärzte haben sich zur Mitwirkung bei Bekämpfung der Geschlechtskrankheiten verpflichtet, 73.900 Handbücher über Geschlechtskrankheiten sind an Ärzte ausgegeben worden. Die „Keepingfit"-Ausstellung wurde vor 740.000 Männern und Jugendlichen gezeigt. 13.000 Lichtbildervorträge wurden abgehalten, 5600 Kinovorführungen wurden von zwei Millionen Personen besucht. Verschiedene Industrieunternehmungen erwarben und verwendeten eine Million aufklärende Schriften, und viele Unternehmungen haben ihre eigenen Flugblätter aufgelegt. Mehr als 29.500 Vorlesungen, die von 4,600.000 Personen besucht waren, wurden außerdem gehalten. 31 Lehrerkonferenzen haben über die Notwendigkeit des Aufklärungsunterrichtes in

den Schulen stattgefunden. In 600 Versammlungen von 145.000 farbigen
Zuhörern haben Farbige Vorträge gehalten. Außerdem wurden 26 Millionen Flugschriften verteilt. Vom 22. November bis 4. Dezember 1920
fand in Washington eine Versammlung von 617 Männern und Frauen
statt, davon ein Drittel Ärzte, die aus allen Staaten der Union, aus
Kanada, Chile, Mexiko, Peru, den Philippinen gekommen waren, um
sich über die neuesten Kenntnisse und Erfahrungen im Kampfe gegen
die Geschlechtskrankheiten belehren zu lassen. Es wurden Vorlesungen
und Lehrgänge über Behandlung der Geschlechtskrankheiten, Geschäftsführung an den Kliniken, Lehrgänge für Fürsorgerinnen bei Geschlechtskrankheiten sowie Vorträge über juridische, soziologische, eugenische
Vererbungs-, Erziehungs- und sexuelle Fragen gehalten. Mit der Veranstaltung war eine Ausstellung von Büchern, Abhandlungen, Filmen
und anderem Lehrmaterial verbunden.

In Europa ist es insbesondere die Deutsche Gesellschaft zur Bekämpfung der Geschlechtskrankheiten, welche in Vorträgen, Merkblättern, Filmen, Wanderausstellungen usw. an Aufklärung Vorbildliches
leistet.

Die Belehrung hat die ernste Bedeutung der Geschlechtskrankheiten
für Individuum und Gesellschaft zu schildern und mit Motiven der
Hygiene und Ethik die Promiskuität, insbesondere Jugendlichen gegenüber, zu bekämpfen, durch entsprechende Erziehung in Schule und Haus
dafür zu sorgen, daß alle besseren Regungen der menschlichen Seele
von früh auf geweckt werden, damit ganz unbewußt von vornhinein
der Geschlechtstrieb mit ihnen sich verbindet und in gesunde Bahnen
gelenkt wird (Blaschko).

Aber bei dem heutigen Stand der Dinge wäre die Belehrung eine
einseitige, wenn sie nicht auch die Aufgabe erfüllen würde, auch die
individuelle Prophylaxe tunlichst zu fördern, demjenigen, der
den außerehelichen Verkehr pflegt, Mittel und Wege zur Vermeidung
einer Infektion anzugeben. Gerade während des Krieges sind in den
verschiedensten Armeen reichliche Erfahrungen über diesen Gegenstand
gemacht worden, die durchaus günstig lauten. Und wenn auch immer
zu betonen sein wird, daß unsere Behelfe nicht absolut verläßlich sind,
so ist doch gewiß, daß sie die Zahl der Infektionen wesentlich herabsetzen. In erster Linie ist hier der Kondom, die Salben mit wasser-
löslichen Desinfizientien, Hydrargyrum oxycyanatum oder Sublimat mit
Unguentum glycerini oder Eucerin, an Stelle des Fettes als Vehikel
vor und nach dem Beischlaf angewendet, und die starken Lösungen

der organischen Silberpräparate (Protargol, Choleval, Argonin) zu Ein-
träufelungen oder als Schutzstäbchen zu nennen. Leider stellen sich
diesen prophylaktischen Bestrebungen in den letzten Zeiten vielfach
Schwierigkeiten in den Weg, die entweder darauf zurückzuführen sind,
daß die genannten Mittel auch mehr oder weniger antikonzeptionell
wirken, und man dem in vielen Staaten auftretenden Geburtenrückgang
entgegentreten will, oder aus sittlichen Gründen, mit der Begründung,
diese Mittel seien zum unzüchtigen Verkehr bestimmt, da sie beim
außerehelichen Verkehr empfohlen werden, und der in Aussicht ge-
stellte Schutz vor Infektion steigere die Häufigkeit des außerehelichen
Verkehrs.

So ist in H o l l a n d ein Gesetz zustande gekommen, welches die
„Anfertigung und Verbreitung von Schutzmitteln" unter Strafe setzt·
Die e n g l i s c h e Prevention of immorality Bill und das s c h w e-
d i s c h e „Präventivgesetz" vom 10. Juni 1910 verfolgen dieselbe
Tendenz.

Endlich hat auch in D e u t s c h l a n d der § 184/3 des Strafgesetzbuches dieselbe Auslegung erfahren und wurde die Ankündigung
von Präventivmitteln selbst in Katalogen, Preiskurants, Empfehlung in
Vorträgen usw. untersagt. Der Entwurf eines Gesetzes zur Bekämpfung
der Geschlechtskrankheiten bringt in § 23 Remedur, indem es den
§ 184/3 dahin abändert, daß das Ausstellen, Ankündigen oder An-
preisen von Gegenständen, die zur Verhütung von Geschlechtskrankheiten dienen, straflos ist, soweit es nicht in einer Sitte oder Anstand
verletzenden Weise geschieht.

Eigentümlich ist die Stellung zu dieser Frage in E n g l a n d.
Dort wird die Empfehlung und Verabreichung von Schutzmitteln v o r
dem Verkehr perhorresziert, da man darin eine Verleitung zum Verkehr erblickt, und selbst die englische Gesellschaft zur Bekämpfung der
Geschlechtskrankheiten hat sich dagegen ausgesprochen. Hat aber
jemand einen verdächtigen Verkehr gehabt, dann ist dieselbe für die
Anwendung von Desinfizientien n a c h demselben und nennt dieses dann
„Frühbehandlung". Diese „Frühbehandlung" wird nun sowohl in
E n g l a n d als A m e r i k a sehr gefördert, und sind für diesen Zweck
in den Städten eigene „Stuben für Frühbehandlung", „Early treatment
centres", eingerichtet.

D ä n e m a r k verhält sich dem Effekte der Aufklärungsarbeit
gegenüber sehr skeptisch, propagiert aber sehr energisch die Prophylaxe.

Die Salvarsanbehandlung der Syphilis. Versuch einer gemeinverständlichen Darstellung. Von Professor Dr. J. **J a d a s s o h n**, Direktor der Universitäts-Hautklinik in Breslau. Vortrag, gehalten in der Ortsgruppe Breslau der Deutschen Gesellschaft zur Bekämpfung der Geschlechtskrankheiten. 1923.   0.10 Dollar

Die Syphilis. Kurzes Lehrbuch der gesamten Syphilis mit besonderer Berücksichtigung der inneren Organe. Unter Mitarbeit von Fachgelehrten mit einem Schlußwort von A. von **W a s s e r m a n n**. Herausgegeben von E. **M e i r o w s k y**, Köln, und **F e l i x P i n k u s**, Berlin. Mit 79, zum Teil farbigen Abbildungen. (**F a c h b ü c h e r f ü r Ä r z t e**, Band IX.) 1923.   Gebunden 6·50 Dollar

Handbuch der Serodiagnose der Syphilis. Von Professor Dr. C. **B r u c k**, Leiter der Dermatologischen Abteilung des Städtischen Krankenhauses Altona, Privatdozent Dr. E. **J a c o b s t h a l**, Leiter der Serologischen Abteilung des Allgemeinen Krankenhauses Hamburg-St. Georg, Privatdozent Dr. V. **K a f k a**, Leiter der Serologischen Abteilung der Psychiatrischen Universitäts-Klinik und Staatskrankenanstalt Hamburg-Friedrichsberg, und Oberarzt Dr. J. **Z e i ß l e r**, Leiter der Serologischen Abteilung des Städtischen Krankenhauses Altona. Herausgegeben von **C a r l B r u c k**. **Z w e i t e**, neubearbeitete und vermehrte Auflage. Mit 46, zum Teil farbigen Abbildungen. 1924.
7·20 Dollar; gebunden 7·70 Dollar

Soziale Pathologie. Versuch einer Lehre von den sozialen Beziehungen der Krankheiten als Grundlage der sozialen Hygiene. Von Professor Dr. med. **A l f r e d G r o t j a h n**. **D r i t t e**, neubearbeitete Auflage. Mit Beiträgen von San.-Rat Dr. med. C. **H a m b u r g e r**, Dr. med. et rer. pol. R. **L e w i n s o h n**, Sanitätsrat Dr. med. A. **P e y s e r**, Dr. med. W. **S a l o m o n** und Dr. med. G. **W o l f f**. 1923.   4·50 Dollar; gebunden 5 Dollar

Soziale Medizin. Ein Lehrbuch für Ärzte, Studierende, Medizinal- und Verwaltungsbeamte, Sozialpolitiker, Behörden und Kommunen. Von Dr. med. **W a l t h e r E w a l d**, Privatdozent der Sozialen Medizin an der Akademie für Sozial- und Handelswissenschaften in Frankfurt a. M., Stadtarzt in Bremerhaven.
Erster Band: Mit 76 Textfiguren und 5 Karten. 1911.   4·35 Dollar.
Zweiter Band: Mit 75 Textfiguren. 1914.   6·25 Dollar

Die Wirkungen der Alkoholknappheit während des Weltkrieges. Erfahrungen und Erwägungen, gesammelt und herausgegeben von der Deutschen Forschungsanstalt für Psychiatrie in München. Mit 14 Abbildungen. 1923.
1·45 Dollar; gebunden 1·80 Dollar

Alkohol und Tagespresse. Von Professor Dr. E. **K r a e p e l i n**, München. 1923.
0·10 Dollar

Hunger und Unterernährung. Eine biologische und soziologische Studie. Von **S e r g i u s M o r g u l i s**, Professor der Biochemie an der Universität Nebraska, Omaha, U. S. A. Mit 19 Abbildungen im Text. 1923.
3 Dollar; gebunden 3·45 Dollar

Meister der Heilkunde

Eine Sammlung von Aerztebiographien

Herausgegeben von Professor Dr. **Max Neuburger**

Rudolf Virchow. Von Geh. Med.-Rat Professor Dr. **Carl Posner,** Berlin. (91 S.) 1921.
22.000 Kronen, 0·30 Dollar; geb. 28.000 Kronen, 0·40 Dollar.

Paul Ehrlich. Von Professor Dr. **Adolf Lazarus,** Berlin. (88 S.) 1922.
22.000 Kronen, 0·30 Dollar; geb. 28.000 Kronen, 0·40 Dollar.

Emil du Bois-Reymond. Von Professor Dr. **Heinrich Boruttau,** Berlin. (111 S.) 1922.
28.000 Kronen, 0·40 Dollar; geb. 35.060 Kronen, 0·50 Dollar.

Theodor Billroth. Von Hofrat Dr. **Robert Gersuny,** Wien. (47 S.) 1922.
14.000 Kronen, 0·20 Dollar; geb. 18.000 Kronen, 0·25 Dollar.

Robert Koch. Von Geh. Obermed.-Rat Professor Dr. **M. Kirchner,** Berlin. (84 S.) 1924.
Geb. 28.000 Kronen, 0·70 Dollar.

Josef Skoda. Von Professor Dr. **M. Sternberg,** Wien.
Erscheint Ende Frühjahr 1924.

Hermann Nothnagel. Leben und Wirken eines deutschen Klinikers. Von Professor Dr. **Max Neuburger.** Mit drei Bildern und einem Faksimile. (X, 469 S.) 1922.
120.000 K, 1·70 Dollar.

Die Wiener medizinische Schule im Vormärz. Von Professor Dr. **Max Neuburger.** Mit sechs Bildnissen. (VIII, 312 S.) 1921.
45.000 Kronen, 0·65 Dollar; geb. 60.000 Kronen, 0·85 Dollar.